最简单实用的保健全书

薛磊　主编

天津出版传媒集团
天津科学技术出版社

图书在版编目（CIP）数据

最简单实用的保健全书 / 薛磊主编 .—天津：天津科学技术出版社，2015.5（2024.1 重印）

ISBN 978-7-5308-9537-5

Ⅰ . ①最… Ⅱ . ①薛… Ⅲ . ①保健—基本知识 Ⅳ . ① R161

中国版本图书馆 CIP 数据核字（2015）第 010692 号

最简单实用的保健全书

ZUIJIANDAN SHIYONG DE BAOJIAN QUANSHU

责任编辑：梁　旭

责任印制：王品乾

出　　版：天津出版传媒集团 天津科学技术出版社

地　　址：天津市和平区西康路35号

邮　　编：300051

电　　话：（022）23332369（编辑室）

网　　址：www.tjkjcbs.com.cn

发　　行：新华书店经销

印　　刷：三河市天润建兴印务有限公司

开本 710 × 1000　1/16　印张 13　字数 160 000

2024 年 1 月第 1 版第 2 次印刷

定价：49. 80 元

前言

PREFACE

我们的寿命主要与先天因素和后天因素两个方面有关。先天因素是指一个人从父母、家族那里继承的遗传基因，比如家族成员中是否患有糖尿病、高血压等遗传病，有无长寿基因。后天因素是指个人习惯以及饮食起居，包括饮食、工作压力、居住环境、心理状态等对健康的影响。先天因素是我们无法决定的，而后天因素也就成为我们延年益寿的重中之重。

可惜在生活中却有不少人在“挥霍”健康的身体，生病之后只能通过医院治疗，却不懂得如何去保养身体。有些人虽然活到年纪很大，却毫无生命质量可言，只能凭借药物和仪器延续生命，这是非常可悲的事情。

其实，我们的先人早在几千年前就已经在倡导“治未病”，这是个很了不起的理念。为什么要治未病？这是保命的根本途径。比如说有位病人，半年前到医院检查，什么事都没有，半年后却查出了肺癌。这是怎么回事呢？其实他检查后不久就有了咳嗽的症状，但自以为咳嗽不是什么大事，因此大意。如果当时注意一下，调理一下，治疗一下，可能就不会有半年后的结果。

所以完全可以这样说：保健就是保命！提到“保健”二字，真的有很多人会不以为然，但若是说到“保命”，想必就要神经紧绷了。这主要是因为二者的作用结果不同。比如，很多人并不认为喝酒会对身体产生什么伤害，酒后那种“飘飘欲仙”的感觉反而让人舒畅，如果此时劝说他喝酒对身体有害，有悖于养生，这个人肯定会不以为然；可一旦嗜酒过度，便会引发一系列肝脏疾病，如酒精肝，身体各处的不适开始显现，这时患者才会感到恐惧，所以重视程度和之前大不相同。其实，学会如何保健身体就是延续生命的关键所在，日常的身体保健做好了，就相当于在保命。

无论处在什么年龄段，无论是男人还是女人，无论从事什么行业，都应当时刻做好身体保健工作，将保健一词牢记于心。这样，慢性疾病、过劳死、猝死等才不会找上你。

本书从心理、生活、饮食、排毒、运动、经络六大方面谈保健，可以说内容具体、丰富，涉及面广，适合各个年龄段的读者。语言通俗易懂，实践简单，实用性极强。读过此书之后，你一定能够有所获益。

目录

CONTENT

第一辑

心灵保健篇

平心静气，心一乱则百病生

第二辑

生活保健篇

有好习惯，才能铸就好身体

第三辑

饮食保健篇

合理膳食，健康也能吃出来

第四辑

排毒保健篇

排毒解毒，避免身体被侵蚀

第五辑

运动保健篇

懒易致病，健康需要动起来

第六辑

经络保健篇

调经活络，解决身体大问题

第一辑

心灵保健篇

平心静气，心一乱则百病生

心灵保健是养生的关键

现在，养生一词已经传入各个年龄阶段、各个阶层人们的耳朵中，人们已经越来越注意饮食养生类问题了，但是你可知道，注重为身体补充营养素的同时，也得给心理加点“营养素”。

结束了一天的忙碌生活，想要到自己喜欢的饭馆吃些可口的饭菜，你还能吃得下，说明你的心态还是向着乐观积极方向发展的。但若我们结束一天的忙碌后竟连吃饭的心情都没了，还怎么可能向着健康的方向发展呢？

我有个朋友，是那种踏实肯干的人，但是，只要是今天的工作稍微有些不顺心，就会一整天垂头丧气。记得有一次，他被上司数落，下班后我约他吃他最爱吃的对虾，他却推三阻四，说自己没胃口。

经过我再三邀请之后，他还是去了，可他吃着吃着突然胃痛起来，勉强去了卫生间，竟将吃进去的东西全部吐出来，带他到诊所诊治，只说是吃东西的方式不当，没什么大事。

其实，这种事情在生活中并不少见，我们经常会发现周围的某个人突然瘦了很多，以前怎么减肥也没看他瘦下来啊，一问，果然没采取什么减肥方式，那到底是怎么瘦下来的呢？仔细观察之后，才发现对方的面容非常憔悴。

其实，这类人大都是因为心情不好导致身体消瘦、面色苍白的。人在心情不好时，饮食的欲望会大大减小，即使是吃下去东西，吸收率也会大大降低。

可能有人会想，那也不错啊，还能减肥了。但是你知道吗，这样长期处在心情郁结的状态，不仅影响食欲，还会影响我们身体营养素的均衡。长期处在心情不好的状态，身体的免疫功能也会降低，很容易患上各种常规性疾病。

看过《红楼梦》的人都熟知里面的焦点人物——林黛玉，整天处在惆怅、抑郁的状态，最后竟忧郁致死。林黛玉多愁善感，使得她的身体因忧郁而变得虚弱，严重时还会咯血，这样的生活状态，怎么可能会健康？

如今，中国患抑郁症的人越来越多，有的因事业抑郁，有的因感情抑郁。我们应当在日常生活中多调节自己的心理状态，避免在某些事上走极端、钻牛角尖儿。

情感方面受到伤害时，我们的肝脏最先受到损害，情怀不怅会导致肝气丧失调节能力，直接引发气郁不舒，甚至会让我们心神不宁、夜不能寐，出现精神类疾病。

目前，人们的生活节奏日趋加快，多数人可能都会经历几次情绪低谷，这是非常正常的，我们千万不能深陷其中，应当懂得调节自己的心情，使自己快速地恢复至以前的心理状态。若长时间处在低落状态，会妨碍自己的心理功能、社会功能，让我们不能正常地记忆、思考、抉择、社交等，久而久之，就会出现脱离社会感。

通过上述介绍也能看出，心理健康对身体健康的影响是非常大的。我们平时可多听音乐，选一两项我们所喜欢的事情坚持做下去，多出去散步，与身边的人沟通，将影响自己心情的事情痛快地说出来，这样就会觉得身心舒畅。事情总闷在心中是很难解决的，并且时间久了，想法会变得偏激，加重对心理健康的影响，还会对身体健康产生负面影响。

我们常常会将“我太忙了，没办法下班之后去享受什么”之类的话作为借口，那我们可以想些开心的事情，想想令我们开心的人，想到那些的时候，就会觉得身边的琐碎事情真的算不了什么，也就释然了。

实际上，心理健康的调节主要还应依靠我们自己，平时多观察事物美的一面的就可以了，不断地鼓励自己，为自己加油，多交些朋友，将注意力从一个人的身上分散，放到多个人、多件事上，这样的日子才能越过越轻松，时不时为自己的心理加点“营养素”，让我们的身心都保持在健康状态！

心理失衡，就是生命质量降低的源头

波动的心念会影响个人、家庭、社会等的健康发展。我们情志中所表现出的任何被动念头都会影响我们的身体健康状况，恨、恼、怒等负面情绪会使我们的身体产生毒素。如果我们想要拥有健康的身体、幸福快乐的生活，都应当用平和的心态去对待。

《黄帝内经》中提到，人的心理出现任何失衡状态，都可能是毁灭性的。所以，现代人讲究的养生即善于克制、自我排遣。要懂得处理好人际关系，保持良好心态，还应擅于平衡身体中的阴阳，调和六脉才可祛病延年。

中国有句古话："人生不如意事，十之八九。"可能在我们看来，别人经历之事似乎都是一帆风顺的，自己却庸庸碌碌，久而久之，就会出现心理失衡。心理不平衡，失落、嫉妒、私欲便会接二连三地产生，使你的"光明大道"被堵塞，再也看不到希望和光明。

这种心理不平衡还可能会让人走向死路，如疾病缠身而死，权钱交易、大捞特捞走上犯罪的道路等。因此，心理不平衡是生命质量下降的源头，也会导致身体衰老、疾病横生。

以前，村子里有个老爷爷，本该在家中安享晚年，好好过自己的日子，但是自从对面搬过来一位城市里的老爷爷，他的心理就出现了不平衡。他看到对门老爷爷西装革履，没事就练习书法，家中的摆设古香古色，尤其是他手上的那块名表，更是骚动着老爷爷的心。于是，他自己也想着要一块，开始节衣缩食，但是老爷爷是个糖尿病患者，每天都需要服药，可是为了名表却把药给"戒"了，结果血糖直升，最后住院抢救。住院的时候，对门的老爷爷来看他，他又认为人家在对着他炫耀，说了几句讽刺的话将人家气走，自己的病情变得更严重了。

这种现象在生活中也非常常见。不平衡心理常常来源于错误比较，总是和别人的言行、举动、外表、家室、穿着等做比较，很容易产生失衡心理。无数例子告诉我们，要在当今社会的种种诱惑下保持平衡的心理，这是养生、安身立命的大智慧，能够阻止大灾难的发生。

因此，我要提醒大家注意，人一定要有追求，但不能一味地奢求。当今社会机会多多，但是机遇却并不会发生在每个人的身上。人要求其所能求，舍其所不能求，心安自得培养元气，才能够不受邪气的侵扰。欲望强烈的人会损伤元气，健康便无从谈起。

那么，要怎么才能做到平衡心态呢？

第一，对自己不能过分苛求，对他人的期望也不要过高。不管做什么事情，都不要将目标定得太高，定个切合实际的目标，通过努力达到目标，心情就会舒畅很多。如果目标定得太高，总是处于一种失败的状态，那就很难有好心情了。对他人也不要寄予太大的希望，每个人都会有优缺点，不要将自己的标准强加给别人，会减轻不少烦恼。

第二，要对自己的情绪进行疏导。当我们出现不平衡的情绪时，要学会转移情绪，倾诉就是一种很好的调节内心情感与外界刺激平衡的方法，能够去灾免病。也可以将自己的情绪转移到其他事物上，如快速奔跑、大声吼叫、大哭等，都能够转移注意力，释放不良情绪。

第三，求雅趣，在娱乐中疏导自己的不良情绪。心理失衡时，可以试着做做自己喜欢的事，消除内心的压力，释放抑郁的心情，缓和报复心理，保持心理健康，如下棋、绘画、钓鱼等，多参加娱乐活动是保持心理平衡的良药。

第四，与人为善，多做一些有意义的事。要从自身做起，与人为善，别人需要帮助的时候要尽量去帮助别人，将你的援助之手伸向他人，你才会感到更加的踏实，有助于保持心理平衡。

第五，遗忘，也许是对人最好的呵护。人生的道路多崎岖，忘记那些对你的心理有影响的人和事，就能够保持你的心态平衡。因此，忘掉曾经对你有过伤害的人和事，才能让你前行的道路更加轻松，心理也就会更加平和。

心理不平衡即为生命质量降低之源头，也是致病、衰老之源头。因此，如果我们想追求健康的身体、生活的快乐、人生的幸福，应当向往社会安定和世界和平，一切从自己的内心做起，只有达到平衡的心理状态，才可健康长寿、远离疾病。保持心理平衡，让我们变得更加健康！

思多伤心，更伤脾

《黄帝内经》中有“思伤脾”之说，从中医的角度上讲，每种情绪都会影响内脏器官，导致人体气血运行方面的问题。忧、思、恼、怒等负面情绪都会伤害到脾，特别是思，影响最大。从中医的角度上说“思则气结”，思虑过度会引发神经系统功能失调，消化液分泌量降低，食欲下降、纳呆食少、形容憔悴、气短、精神疲乏、郁闷不舒等。思虑过度会伤脾，还会导致睡眠质量下降，久而久之，便会气结不畅，百病随之出现。

从现代医学的角度上说，过度思虑会导致肠胃神经官能症、消化不良，甚至导致胃溃疡。从中医的角度上说，脾胃功能差，容易引发气结，进而出现腹部胀满，引发气血不足，四肢乏力之症，形成气郁，逐渐发展成血瘀、痰瘀。还会引发女性月经提前、延后，甚至闭经。

日常生活中，如果遇到愁思之事，应当避免去“解”，因为这样下去只会引发“气结”。实际上，生活在这个社会，不可能万事如意，思虑过多者，平时应多听周围人的劝导，保持情绪适度，防止郁结在心。日常的生活习惯要规律，平时多运动，睡眠要充足，饮食上应当增加银耳、桂圆等静心、安神食物的摄入。

此外，工作之余应当调整好饮食、作息，适当吃些补益气血、养心安神药膳，还可适当吃些补中益气丸、归脾丸等，吃香砂六君子或六君子成药最佳。下面就来为大家介绍一些能够解决思虑过度之法。

1. 适当锻炼

平时可抽出点时间慢跑，活动全身筋骨、肌肉，大口呼吸新鲜空气，将心中的抑郁之气大口呼出、排出。

2. 喝杯温牛奶

牛奶中含有两种催眠物质，即色氨酸和对生理功能有调节之功的肽类，能够同中枢神经结合，发挥其麻醉、镇痛之功，让人顿觉舒适。思虑过多，辗转难眠之时，喝上一杯温热的牛奶，即可催人入眠。

3. 保持好情绪

好情绪有助于神经系统和各器官、系统协调统一，让机体的生理代谢处在最佳状态，进而反馈性提升脑细胞活力、记忆力。

4. 增加业余活动

在家中养几盆花花草草、几条金鱼，没事修剪修剪花枝，逗逗金鱼，将自己的注意力分散开来，就能够忘记一部分心烦的事情，并且从业余活动中找到乐趣。

心宽一尺，病退一丈

生活中，我们常常会遇到这种现象：两个在条件基本相同下生活的人，一个生了很重的病，另一个却非常健康，几乎不生病；并非所有接触过致癌物的人都会患上癌症；或相同疾患者，却出现一个治愈、一个死亡的结果。

究竟是什么原因导致这种差异呢？实际上，生病和死亡与人的情绪、精神有着密切的关系，我们常常会发现癌症患者本人的内心长期处在压抑状态。

临床研究结果显示，意识、精神的不良方面如同毒药一般以情绪的方式对我们下丘脑的活动产生直接影响，不断地削弱我们的免疫系统，久而久之，便诱发了疾病或导致疾病长久不愈。因此，要拥有健康的身体，我们应当懂得如何将心理上的自我破坏态度转换成自我治愈态度，这样就可以开启我们身体的自动恢复机制，以便恢复身体健康。

《黄帝内经》中提到："人有五脏化五气，以生喜怒悲忧恐。"因此，人产生出的负面情绪便会对身心产生影响。那些尚未解决的心理问题会导致内心紧张，这种紧张又会使体内的生命物质显示出流通障碍，这些障碍会引发生理疾病。有句古话叫："心宽一尺，病退一丈。"将心放宽，即可击退疾病，那么怎样做才可保持心宽？

首先，要以宽大为怀。俗话说："心宽体胖。"心宽的人一定是满面春光、笑容可掬的。无论何时何地、遇到何事，都应当将"宽大"二字放在首位，这是一种智慧。心静要平静，只要自己心静如水、心情开朗，那么什么事都不能阻挡我们前行的道路，什么疾病都不能摧残我们的意志。如果可以做到怡然自得，心中常常是乐观向上的状态，即可战胜病魔，保护自己以免被负面情绪、疾病打败。

其次，要随遇而安，安常处顺。俗话说得好："知足常乐。"只要满足自己的现状、生活，就会有勇气面对一切变化。当我们遭受疾病带来的痛苦之时，应当尽量想开些，随遇而安，积极治疗，才可保全自己。要喜欢、爱护自己，不能总是想着如何改变自己，应当懂得认可自己，接受现实，用爱心去拥抱自己，拥抱生活，成熟、客观地去面对生活，懂得感恩，善待自己。应当有特定的爱好，应发展自己的兴趣、爱好，还应保持自己的好奇心、求知欲，可以帮助我们保持健康的体魄、和谐的心理。此外，应当广交朋友，多与积极、乐观的人在一起，尽量避免和消极、悲观者接触。这样一来，我们的内心即可感受到平和、安详，我们自身也能受到保护。

最后，还应注意不能总将问题“严重化”，因无关紧要之事发牢骚，也不宜将事情看得太过严重，将所有错事归咎在自己身上。应当不断地寻求新爱好，对生活应充满新鲜感，放松周身，牢记：心宽一尺，病退一丈。对于那些给你带来过大压力、让你难以喘息的事情，应当放下；还应看到事物光明的一面。让自己心平气和，拥有一颗平常心，不计较微不足道之事。应当放下那些对自己来说是负担的事情，多看到事物光明的一面，不能不问世事、不分青红皂白，也不能太走极端，应当做到“不以物喜，不以己悲”。

开心能够让人心宽，能够防病祛病。因此，只有让自己心宽，才可增强自己的身体素质，疾病也就会远离你。日常生活，我们应当懂得运用情绪宣泄之法，把心中的不快讲出来，就会觉得轻松些。生活中遇到挫折时，可将那些令人烦恼之事抛开，做自己想做的事。到景色优美的地方去散步，或邀请自己的好朋友到家中做客，或是参加些自己喜爱的文娱、体育活动。根据自己的兴趣选择生活目标，以分散注意力，让生活更有意义。多向别人伸出援助之手，可以让自己忘掉心中的烦恼。提高自己的修养，懂得“退一步海阔天空”，要拥有豁达人生，应当将眼光放远一些，莫计较小事。

没事不要总叹气，越叹气，越衰老

生活中，无论是年轻人，还是老年人，都有着喜欢叹气的毛病。曾经有一位朋友与我交谈，我们交谈了半小时的时间，这期间他一直在叹气，而且语气极为低沉，语速也不快，头默默地低着，不停地写写画画，只有在提问时礼貌性地抬起头。我问他："最近有什么事情烦心呢？听你一直在叹气。"谁知他叹了口气说："唉，我已经习惯了……"他说他总是感觉透不过气，然后就不自觉的深吸一口气，再叹出来，想让自己舒服一下，渐渐就习惯了。我见他眉头上有一个很重的"川字纹"，脸上也有很深的法令纹，对他说："一旦叹气成为一种习惯，你就离衰老不远了。"

人们总是说："愁一愁，白了头。"中医当中就有一句话："忧则疾生。"烦闷忧愁的情绪对健康的危害极大，它是衰老的催化剂，一旦让忧愁烦心，必然造成身心极大的伤害。

从中医的角度来看，我的这位朋友是非常典型的气郁体质。气郁体质者经常会叹气，就是"善太息"，就是将心里的忧愁"叹气"全部叹出来。这类人大多体型偏瘦，常感到情绪低沉、闷闷不乐，还时常有两胁胀痛、健忘、失眠等症状，《红楼梦》当中的林黛玉就是典型的气郁体质。

中医认为，生命活动的维持需要气的推动。当气不能向外而在体内结聚，心情不畅通就会气郁，如果长期不得调理，就会造成血液循环不畅，引起痰湿、血瘀，很多疾病也就孕育而生。

随着社会的竞争越来越激烈，人的压力也就随之增加，导致诸多人精神紧张、心理压力过重，也就导致气郁的情况越来越严重。人喜欢叹气，是因为气机不畅，因此感觉胸闷，通过叹气的方式梳理气机。

以我个人的观点来看，假如希望改善气郁体质，最关键的就是合理休息，并且懂得将心中的郁闷释放出来，选择些轻松点的有氧运动，多亲近大自然，改善自己的心情，心情就会变得开朗一些。

当心情抑郁、工作压力较大，可以适当吃些逍遥散。逍遥散可以从血虚、肝郁、脾虚三个方面调节个人的情绪，药店里也有根据逍遥散制成的逍遥丸。学会舍得与放下，不然什么也得不到。我与一位德高望重的老人家聊天的时候，谈到了一些人情是非的问题。我说："老师，你每天都要各地去讲学，这样奔波不劳累啊？""不累啊，虽然我的事情多，但是我心不累。"

我觉得老师的话非常有哲理。很多人就是因为心中有无穷的欲望，人忙心也累，人心和人性逐渐失去了方向，所以他们会时常感觉疲惫。有的人在追求养生的时候，一边天天锻炼身体，三餐营养均衡，另一边却是杞人忧天。这样的人对很多事情都放不下，也就很少能成功。

公元前210年，秦始皇为了寻找长生不老药，派了八百童男童女去往东海求药，可却一去不回。古代帝王能江山永固的，他们都不惜耗费钱财、精力制造抗衰老的药；但是，他们在服用滋补药物的同时，又恣情纵欲，不注意调养情绪、改掉不良的生活习惯。这些不良的习惯都会对精血造成损伤，更耗伤精气神，这也是人体衰老的一大根源。

若想延缓衰老，一定要将功利之心放下，轻松面对周围的人和事。如果整天将一些身外之物放在心上，心神和心血就会受到很大损害，这样下去身体衰老非常迅速。其实抗衰老的灵药就在我们心中，可惜的是，很多人在追求养生的道路上，急于求成，在如此急切的状态下，追求进补之药、速效之功，结果不清楚自己的体质就胡乱进步，这要比穿肠毒药更加毒，等于自寻死路。

其实，养生防衰老是一个养心、养气、养神的过程，与其花那么多的精力和财力去追求名利，倒不如及时呵护一下我们的内心。

养生的过程可以通过“玩”的方式来实现，可以从自身的兴趣出发，这样做不仅可以满足自身的心理需求，又能起到运动的效果。比如，有的人喜欢打太极拳、揉核桃，就是通过穴位刺激的方法，锻炼手的灵活性，可以起到缓解衰老的作用；还有人喜欢放风筝，既能锻炼颈椎和肩部，还能到户外吸收新鲜空气，让大家在玩的过程中延缓衰老。

奢侈有余，贼心害性，故易折寿

春日的下午，我与一位好朋友聊天，他谈到在一次宴请当中，一张桌子 10 个人，居然有 7 个人都拿出胰岛素进行注射，那样的场景实在让人感到吃惊。朋友于是感慨，以前受穷的时候什么毛病也没有，现在富了，大多却都患上了糖尿病。

他的话让我联想起《福寿论》当中的那段话：“贫者多寿，富者多促。贫者多寿，以贫穷自困而常不足，无欲以劳其形，伐其性，故多寿。富者奢侈有余，贼心害性，故易折其寿也。”生活好的人吃得好、穿得好，出门车接车送，在原本已经很富有的情况下，还要费尽心思让金钱翻倍，在这种情况之下，他们的身体大多是不健康的。也许这就是“天之道，损有余而补不足”，你在某一方面多了，而在另外一方面就会少。

德国哲学家尼采有一句名言：“人生的幸运就是保持轻度贫困。”从某种意义上说，一个人在轻度贫困的状况，因为有贫困感的人非常容易感受到快乐，他们心中没有太多的欲望，于是“望外”之喜就多。相对于富人而言，轻度贫困者的身上并没有太多的大悲大喜，情绪比较稳定，可以保证自己的生活安定、身体健康、家庭和睦，这样怎么会不长寿呢？尼采的名言同《福寿论》中的那段话有异曲同工之妙，每次朗读都受益匪浅，心有所得。

欲望就是穷人与富人间的最大区别。富人欲望多，挣了10万后，就想再挣100万，挣了100万又想挣1000万，欲望是无穷无尽的。穷人大多数都知足，因为缺少进取之心，所以欲望就会降低很多。

欲望就像火，如果善于利用，能帮助我们的生活，比如煮饭烧水，给人温暖。但是如若不能很好地控制住，火就会窜出来，酿成火灾，不但会烧掉房屋和衣物，还极可能让自己葬身火海。古人说：“有欲则邪得而入之，无欲则邪无自而入。”

江苏如皋是一个非常著名的长寿之乡，那里有不少百岁老人。几年前我去那里旅游，曾经向这里的老人请教长寿经验。这些经验对城市人非常有帮助，因为如皋与其他长寿之乡不太一样，此地并不是在远离城市的崇山峻岭之中，而是地处长江三角洲城市圈内，与南京、上海等国际大都市比邻而居，接近苏杭等旅游胜地，自然环境并不是很奇特。那么，为什么这里的老人大多长寿呢？

关键就是他们没有被欲望所累赘，长寿老人重视与人为善和融洽的人际关系，善于营造和谐、喜悦的家庭气氛。我见过一位112岁的如皋老人，在那个阳光明媚的早晨，在一个农家小屋中，一位老人悠闲地坐在小院中剥玉米，温暖的阳光均匀地映在她满是皱纹的脸上，一只母鸡带着一群小鸡在其附近觅食。透过这幅和谐、宁静的图画，完全不用多问，我已经从老人脸上的笑容中看出长寿的秘诀。

一个人的健康长寿并非取决于一个人地位的高低、财富的多少，最关键的就是拥有一个平静的内心。如果整天追求名利，在嫉妒、忧愁、愤怒和恐惧中过着每一天的生活，心灵没有一丝的平静，又怎会健康长寿呢?

心病更需心药，有效延缓衰老

中医有一句老话叫作“万病皆由心生”，还有一句话为“治病不疗心，等于扔黄金”。我们延缓衰老的过程中，也是如此，想要让自己更年轻一些，心态是最重要的。

大家应该记住：一个人的内心与健康是相通的，忧愁、愤怒、恐惧都会让这些原本无形的情绪转化成浊气，从而加速老化速度。既然病“皆由心生”，那么完全可以用“心药”的方式让浊气化为乌有、延缓衰老，“心药”就是让我们保持愉快的心情和祥和的心态。

其实，在《黄帝内经》当中就有对“心药”的论述。原文记载为：

“主不明，则十二宫危，使道闭塞而不同，形乃大伤。”其中，“主”就是指人的情绪、心态。这句话的意思是说，假如一个人的情绪很糟糕，心里就像是长了草一般乱糟糟的，那么身体的脏腑器官都会受到威胁，而且经络也会不通，此时身体衰老、发生疾病也就再正常不过了。“心不明”的时候，就算每天都吃滋补品都没有用。因为想要滋补之物被身体吸收，就应该保持平和的心态。治病不治“心”，一切都是徒劳无功的。

说到这里，我想起了一位老中医对待癌症的态度。2000 年秋天，这位老中医因突发肠道大出血而被送到医院，检查结果出来之后，让所人吃惊的是，造成其出现大出血症状的主要原因是结肠癌。很多人可能一听到是癌症可能就立刻支撑不住了，但老中医并没有因此而改变，他每天依然是笑嘻嘻的。在一次采访中。他对记者说：“这个肠癌我是蔑视的，因为肠子非常的长，去了一点儿，没关系，顶多是把底下去掉，再开个洞。”事实也像老中医预料的那样，轻松乐观的心态让他在手术后恢复得非常好。

然而，命运好像喜欢与这个笑对人生的老人开玩笑，距离第一次癌症治愈还没有超过半年的时间，这位老中医又被确诊为左肺上叶肺鳞癌。不过，第二次癌症依旧还是没有改变老中医脸上的笑容，没过多久，他就出院回家了，又如往常一样为患者诊病。

谈到两次抗击癌症的经历，老中医说：“如何延长生命，尤其是提高自己的生命质量，是有学问的，这学问就是：不可妄求，而怕死就是妄求。老想着自己如何做才能长寿，这违反自然规律呀，这是我们根本做不到的，你心态一淡，反倒让生存的时间变长了。”

对于我们而言，如何通过“心药”抗衰老呢？首先，“心药”这味药，并不是我们额外加上心态中的，只要给自己的内心腾出一个干净的地方就可以了，也就是将“妄求”之心去掉。人之所以难以平静，就是心中有很多额外做不到的东西困扰，我们要做的是将“心药”旁边的障碍物搬离。另外，人应该保持正确的生活态度，找回自己真实和善良的心。当内心积极向上的时候，气血在全身的流通就会更加舒畅，抵抗力增强了，疾病对身体的危害也就降低很多。年轻人应该控制好自己的欲望，贪心伤心又伤身。

现代都市心灵病抑郁症的自我调节

抑郁症，以情感低落、思维迟缓以及言语动作减少、迟缓为典型症状。抑郁症严重困扰患者的生活和工作，给家庭和社会带来沉重的负担，约15% 的抑郁症患者死于自杀。世界卫生组织、世界银行和哈佛大学的一项联合研究表明，抑郁症已经成为中国第二大疾病负担。

由于我国普通民众对医疗知识的匮乏，很多人都认为心理上的病是小事，不愿意花时间、更不愿意花钱去治疗。事实上，抑郁症对于人们的生活影响非常之大。医学临床资料显示，抑郁症会导致患者身体机能、事业、智商以及家庭大受伤害。主要表现为五个特征：呆、懒、变、忧、虑，即生活态度不积极、与人交往不积极、食欲不振、反应变慢、无乐、无助、无趣、无望、动不动就想要自杀。

抑郁的诱因主要源于三个方面：心理、社会与身体。

有些人心里装了事，烦恼苦闷却无人倾诉，或许某些欲求无法满足，又或期望过高被现实泼了冷水等等，这些负面情绪就会造成心理上的负担。用通俗一点的话来说，这个人郁闷了，大家可能觉得过一阵就好了。其实不然，如果郁闷如果过了度，又没有得到即使排解，就会发展成为抑郁症，这是心理上的诱因。

社会诱因就比较多了，比较常见的诸如工作、学习压力过大，家庭生活不幸福，子女问题不好处理，人际关系不和谐等等，也会诱使抑郁症的发生。

身体因素比较容易理解，多是因为这个人本身患有某种不可治愈或很难治愈的疾病，因而心理上有了包袱，一直无法释然。

另外，药物使用不当、酗酒以及想借助某些不良习惯减缓情绪上的孤独、无助等，也是加重抑郁症的恶性因素。

抑郁症在不同的阶段所表现出来的症状也会有所不同，下面就介绍一些判断自己是否患有抑郁症的简便方法。

1. 抑郁症早期症状

（1）丧失兴趣是抑郁症早期常见症状之一。丧失既往生活、工作的热忱和乐趣，对任何事都兴趣索然。体验不出天伦之乐，对既往爱好不屑一顾，常闭门独居，疏远亲友，回避社交。

（2）精力丧失，疲乏无力，洗漱、着衣等生活小事困难费劲，力不从心。

（3）食欲减退、体重减轻。多数人都有食欲不振、胃纳差症状，美味佳肴不再具有诱惑力，不思茶饭或食之无味，常伴有体重减轻。

（4）疾病早期即可出现性欲减低，男性可能出现阳痿，女性有性感缺失。

（5）睡眠出现障碍。典型的睡眠障碍是早醒，比平时早 2～3 小时，醒后不复入睡，陷入悲哀气氛中。

（6）心境有昼重夜轻的变化。清晨或上午陷入心境低潮，下午或傍晚渐见好转。

（7）过分贬低自己的能力，以批判、消极和否定的态度看待自己的现在、过去和将来，这也不行，那也不对，把自己说得一无是处，前途一片黑暗。强烈的自责、内疚、无用感、无价值感、无助感，严重时可出现自罪、疑病观念。

（8）显著、持续、普遍的抑郁状态，注意力困难、记忆力减退、脑子迟钝、思路闭塞、行动迟缓，有些人则表现为不安、焦虑、紧张和激越。

2. 抑郁症的躯体症状

（1）思维联想过程受抑制，反应迟钝，自觉脑子不转了，表现为主动性言语减少、语速明显减慢、思维问题费力、反应慢。

（2）轻性抑郁常有头晕、头痛、无力和失眠等主诉，易误诊为神经衰弱。

（3）还有一种隐匿性抑郁症，属于一种不典型的抑郁症，主要表现为反复或持续出现各种躯体不适和自主神经症状，如头疼、头晕、心悸、胸闷、气短、四肢麻木和恶心、呕吐等症状，抑郁情绪往往被躯体症状所掩盖，故又称为“抑郁等位症”。易误诊为神经症或其他躯体疾病。

3. 抑郁症最危险的症状

抑郁症早期如果得不到治疗和调节，不良情绪一再累积，很容易产生自杀念头。并且，由于患者思维逻辑基本正常，自杀的成功率也较高，有自杀倾向是抑郁症最危险的症状之一！

值得注意的是，由于中国文化的特点，一些患者的情感症状可能并不明显，突出表现为各种身体的不适，以消化道症状较为常见，如食欲减退、腹胀、便秘等，还会有头痛、胸闷等症状，患者常常会纠缠于某一躯体主诉，并容易产生疑病观念，进而发展为疑病、虚无和罪恶妄想，但内科检查却发现没有大的问题，相应的治疗效果也不明显。

美国心理治疗专家、宾夕法尼亚大学的 DavidD.Burns 博士设计出一套抑郁症自我诊断表“伯恩斯忧郁症清单（BDC）”，这个自我诊断表可帮助人们快速评估出是否存在着抑郁症。

请在符合你情绪的项上打分。没有0分，轻度1分，中度2分，严重3分。

（1）悲伤：你是否一直感觉到伤心或者悲哀？

（2）泄气：你是否感觉到前景很渺茫？

（3）缺乏自尊：你是否觉得自己没有价值或是一个失败者？

（4）自卑：你是否觉得力不从心或自叹比不上别人？

（5）内疚：你是否对任何事情都自责？

（6）犹豫：你是否在做决定时犹豫不决？

（7）焦躁不安：这段时间你是否一直处于愤怒和不满的状态？

（8）对生活丧失兴趣：你对事业、家庭、爱好、朋友是否已经丧失了兴趣？

（9）丧失动机：你是否感觉到一蹶不振、做事情毫无动力？

（10）自我印象可怜：你是否认为自己已经衰老或者失去了魅力？

（11）食欲变化：你是否感到食欲不振，或情不自禁地暴饮暴食？

（12）睡眠变化：你是否患有失眠症，或整天感觉到体力不支、昏昏欲睡？

（13）丧失性欲：你是否丧失了对性爱的兴趣？

（14）臆想症：你是否经常胡思乱想，担心自己的健康？

（15）自杀冲动：你是否认为生存没有价值，或生不如死？

抑郁自测答案：0～4分，没有抑郁症；5～10分，偶尔有抑郁的情绪，很正常；11～20分，有轻度抑郁；21～30分，有中度抑郁症；31～45分，有严重抑郁症。

中度和严重抑郁症需要立即到心理专科诊治。抑郁症单纯依靠药物的治疗效果并不是十分明显，若能配合自我调节效果则会更好一些。

1. 坚持正常活动

一些人的症状较轻，原本可以正常上班、做家事，但在得知自己有抑郁症以后，索性什么都不做了。事实上这是很有害的，因为越是这样，越会觉得自己空虚、无用。让自己生活得充实一点，这对情绪是一种很好的调节。

2. 及时肯定自己

一天的工作过后，要充分肯定自己在这一天中的成绩和进步，不去想消极的东西。最好是用写日记的方法将好的体验、进步、成绩记下来，闲时翻看一下，会觉得生活很是有滋有味。

3. 建立广泛的兴趣爱好

长期重复单一的生活会让人感到很压抑，对于抑郁的人而言，应逼迫自己建立广泛的兴趣爱好，把放到感受症状上的痛苦向别的地方分散、转移。

4. 坚持健身

抑郁情绪容易使人变得行动散漫，人不开心，自然无精打采。这个时候需要鼓励自己加强身体锻炼，保证身康体健，要坚持下去，用心做。

5. 阅读

正所谓开卷有益，多读一些心理学、哲学、励志类的书籍，可以提高我们的智慧，让我们对自身对生命有更深刻的认识，打破过去的思想局限。

6. 自我按摩

揉关元穴，将两手重叠按在关元穴上，顺逆时针各转五十圈，由轻到重，由慢到快，每日一次。关元位于小腹肚脐垂直向下三寸处，即肚脐下四横指处，是古代四大养生穴位之一（其他三穴为足三里、膏肓俞、百劳穴）。中医认为关元位于任脉，具有促进消化、纠正内分泌紊乱、抗衰老的作用。

7. 观息法观息法是心灵重塑疗法中的一种净化内心的方法。呼吸的品质代表着生命的品质，呼吸伴随着生命的开始和结束，呼和吸称为“息”。

练习观息法以早晚两个时段为宜，练习时轻轻闭上双眼，把注意力放在呼吸上，无论任何念头出现，都要以不推、不抗、不纠缠的心接纳它，而你所需要做的就只是纯然的观察呼吸，以盘腿的姿态，二十分钟时间为基础，半个月至一个月后，可以延长练习时间至四十分钟到一个小时。

8. 冥想

冥想是身心灵修习的一种很好行为，现在已被广泛应用到心理治疗和心灵成长活动中。冥想可以减少紧张、焦虑、抑郁等情绪，有规律地练习冥想会增强意识，使人获得启迪。

其实，无论哪一种心理障碍，自我调节的关键都是本人的心态。也就是说，患者不能“讳疾忌医”，应有主动寻求治疗的愿望，并愿意前往专业医疗机构进行诊疗，然后选择符合自己情况的缓解方法。

现代都市心灵病强迫症的自我调节

现代人时常遇到了一个相当大困扰的问题——他们每隔一小会儿，就“忍不住”要看一下手机，生怕漏掉了电话或短信；出门以后又总是想：

门有没有锁好？煤气有没有关？即便已经走出了小区，还是“忍不住”要回家检查一下；虽然已经困得没有精神了，而且第二天还有重要的工作任务，但却不肯按时上床睡觉，电视剧看完一集总是“忍不住”再看一集……虽然自己心里也清楚，这些行为和担忧都是没有意义的，但就是不能自已，搞得自己苦不堪言，几近抓狂。

别把这种情况当作小事，这就是强迫症，它已经成为困扰现代人的一个重大心理问题！不容小觑。

所谓强迫症，顾名思义就是以强迫症状（主要包括强迫观念和强迫行为）为主要表现的心理障碍。强迫症的危害较大，因为有不能自已的思想纠缠，或刻板的礼仪，或无意义的重复行为，严重影响当事人注意力集中、学习和工作。严重时，甚至会导致当事人丧失学习、工作能力，造成精神障碍。与此同时，强迫症会诱发很多其他疾病，流行病学调查发现 30％的强迫症患者并发患有抑郁症、40％的患者睡眠受到干扰、30％的患有特定恐惧症、20％患有社交恐惧症、15％的患有惊恐障碍。

强迫症也不是个别现象。据临床资料统计，强迫症的终生患病率约为 2.5%，我国约有 4000 万强迫症患者需要医治，而有强迫症状的人更是不计其数。研究表明，80% 的心理疾病都起源于强迫思维。换言之，有效解决强迫症，80% 的心理疾病都会迎刃而解。

强迫症的基本症状就是强迫观念和强迫动作，可能仅仅表现为强迫观念或强迫动作，也可能是既有强迫观念，又有强迫动作。

1. 强迫观念

既反复而持久的观念、思想、印象或冲动念头。想要摆脱，却因为难以摆脱而愈发紧张、苦恼，于是心烦意乱、焦虑不安，甚至会出现一些躯体症状。强迫观念可表现为以下几种形式。

（1）强迫自己去联想。当事人以某事为源点，反复联想到一系列不幸事件的发生，虽然心知自己是杞人忧天，但却不能自已，并因此引发紧张情绪和恐惧感。

（2）强迫自己去回忆。不过是一些无关紧要的小事，当事人却在头脑中反复回忆，虽然心知这种行为毫无意义，但却不能自已，搞的自己很是苦恼。

（3）强迫疑虑。已经做出了某些行为，随之而来的确实不必要的疑虑，要反复核实才会心安。如出门后疑虑门窗是否确实关好，一定要返回去检查。否则就会焦虑不安。

（4）强迫性穷思竭虑。对自然现象或生活中的寻常事反复思考，如“是先有鸡还是先有蛋？”“房子为什么坐北朝南？”明知毫无意义，却无法克制。

2. 强迫自己重复一些动作

又称强迫行为，即重复出现一些自知不必要的动作，心知肚明又不能摆脱。常见的有以下几种形式。

（1）强迫洗涤。譬如强迫洗手、洗衣等等。25岁的小茹是位医院挂号员，她认为接触一些病人的门诊卡可能会被传染疾病，如果她的手再接触到家里的物件，则可能会间接传染给家人。于是每天下班回家时，她总是喊家人来开门，自己则高举双手进入洗手间，然后反复洗手、洗内外衣，直深夜才肯吃点东西，上床睡觉。

（2）强迫检查。因“强迫疑虑”而引发的行为，是当事人为减轻心中怀疑而采取的无意义措施，比如出门时反复检查门窗、快递时反复检查地址等等。

（3）强迫计数。见到某些特定物体（如树木、电线杆、台阶、牌照等）时，就不能自已地计数，如果不这样，就会感到焦虑不安。

（4）强迫性仪式动作。总是做一些具有象征性福祸凶吉的固定动作，希望借此来减轻或防止强迫观念所引起的焦虑不安，如以双手合十、手拍胸脯等，以示可逢凶化吉等。

前文已经说过，当事人本身非常清楚这些强迫性的观念和动作根本毫无意义可言，所以他们主观上力图和强迫思维、动作进行对抗，结果往往不如人意。那么，这种状况究竟是怎样形成的呢？精神分析学家给出了答案是：强迫症的形成的原因主要包括遗传、心理社会因素、性格特征、生理改变等几个方面。

1. 遗传因素

医学上关于强迫症遗传关系的研究并不多，但在临床治疗强迫症的过程中发现，约有2/3的患者在病发之前就存有强迫性人格。之后，精神分析学家对他们的家庭关系进行了跟踪调查，又发现这些人的父母中有5%～7%的人同样患有强迫症，较普通人群高出很多。另外，由于人格特征主要受遗传的影响，而人格特征又在强迫症的发病中起一定作用，故也提示强迫症与遗传具有一定的关系。

2. 心理社会因素

精神分析学家指出：青春期时，青少年生理发育迅速，在与竞争激烈的社会交往中出现的不适应现象，可能会诱发强迫症状的产生；成年人因工作紧张、家庭不睦、夫妻生活不尽人意等因素产生的不安情绪，若得不到及时调节，久而久之亦可诱发强迫症的出现；突发性事故、亲人死亡以及一些重大打击，亦会使处于焦虑、恐惧、紧张中的人们出现强迫症状，症状的表现形式与精神创伤有直接联系，症状的内容与当事人所面临的心理社会因素的内容有一定的关联。

3. 性格特征因素许多医学报告指出，有1/3～1/2患者的病前个性即属于强迫型，故提示人的个性特征与强迫症的产生具有一定关系。强迫型人格主要可分为两种类型：①多疑虑，遇事犹豫，类似轻微的强迫症；②固执、倔强、易激动、脾气暴躁，缺乏决断力。

二者具有相似之处，都善良、注重细节、喜爱整洁。前者做事缓慢，后者固执求全。这种个性特征与遗传、家庭教育及社会环境具有很大关系，尤其是具有强迫个性的父母对患者的影响作用更是明显。父母在对儿童的教育中，如过分苛求、过于刻板，就容易使他们形成谨小慎微、优柔寡断、务求完美的性格。这些人在长大以后，做起事来反复推敲，力求十全是美，事后又会后悔自责，觉得没有达到自己的期望值。他们在人际交往中，极其严肃、认真，可以称得上是古板、固执，生活规律非常强，一切都要求井井有条。这种人看上去做事认真、心细，但事实上，他们为此花费了大量的时间与精力，俨然已经影响到了工作的完成和个人的作息。

另据医学资料表明，患者病前个性特征与治疗效果也有明显关系。病前性格良好、无强迫人格特点的患者，其治疗效果往往也很好；而具有强迫型人格的患者，治疗难度则相对较大。在这里有必要给父母们提个醒，不要给予孩子过多、过于刻板的要求，这对于预防强迫症是有很大帮助的，尤其是父母中有个性不良者的家庭更应注意。

4. 生理变化有人认为强迫症患者 5-HT 能神经系统活动减弱导致强迫症产生，用增多 5-HT 生化递质的药物可治疗强迫症。

每个人患上强迫症的起因都不同。值得一提的是，家庭因素在其中占有一定的比例，因为每个人都是在家庭中形成最初的性格和价值观的，但也不能全都归于家庭因素。强迫症的形成是复杂且会发展变化的，而且有些影响因素是无法改变的，所以还是要从现在的症状入手诊疗，能改变的现实因素当然最好改变一下，不能改变的只能去适应。如果情况比较严重，建议去专业治疗强迫症的机构接受更有针对性的治疗，如果诊疗及时，又愿意配合医务工作者，是可以改善症状、回归正常生活的。

1. 放松自己

过度紧张是非常糟糕的事情，会导致大脑进入强迫思维的死循环，所以看待问题时，应尽量保持松弛的状态。此外，运动也是最好的身体放松法，将自己全心投入到运动中去，整个身体都会随之活跃起来，大脑也会多分泌“愉快素”，一次畅快淋漓的健身运动结束后，你或许就会发现，这个世界原来如此清新。

2. 凡事顺其自然

强迫症的一个明显特点是喜欢琢磨，一个芝麻绿豆大的事情往往能想出天大的事情来。所以在面对问题时，不要较真，不要钻牛角尖，去适应环境而不是刻意去改变环境。做事时，应抱着一种欣赏、感受、体验的快乐去享受过程，不要过分在意结果。这对于预防强迫症很重要。

3. 接受不完美

对于那些非原则性的细节问题，让自己更随意一些，不要过分关注细枝末节，有意识地锻炼自己在细节方面的宽容度。比如看到房间有些凌乱想要发脾气时，在心里提醒：“凌乱并不会毁掉我的人生，为何我要惩罚自己？苟且的安宁也是安宁，痛苦是因为心在放大。”让自己心平气静，不去多想，你就会体会到摆脱后的轻松。

4. 正视失败

别把失败太当回事，失败又怎样？人生并不会就此损毁，很多成功人士就是因为经历过失败才找到了自己的正确的位置和发展方向。向自己信任、尊敬的人倾诉一下，了解一下他对失败的态度和看法，接受他的安慰与鼓励。

5. 不要过分在乎自我形象

不要老是在心里重复问自己：我做得足够好吗？我这样做行不行？别人会怎么看我等等。这些问题会加重自己的紧张和焦虑情绪，对自己随和一点，这是预防强迫症的关键。

6. 正确认知自我

对自己的个性特点以及心理状态有个正确、客观的认识，对现实状况有个正确、客观的判断，丢掉精神包袱从减轻不安全感，学习合理的应激处理方法，增强自信，以减轻其不确定感，不好高骛远，不过分追求精益求精，以减轻其不完美感。

7. 15 分钟法则

这是美国精神病学会针对强迫症患者所提出的自我控制疗法。具体说明一下：如果想反复洗手，就先问自己“我真的需要洗手吗”，5 分钟之后再告诉自己“我没有立刻去洗手，好像手也没那么脏”，再过 5 分钟，告诉自己“这是强迫症在作祟”，最后 5 分钟试着转移注意力，如玩游戏、与朋友聊天等。

如果自我调节不能解决问题，应及时请心理医生或精神科医生接受有针对性的诊疗。

现代都市心灵病焦虑症的自我调节

业务繁忙让我焦，股市大跌让我急，儿女升学让我虑，交通堵车让我躁，柴米油盐让我烦，生活是一张无边无际的网，轻易就把我困在网中央，我越陷越深越迷茫，路越走越难越彷徨，如何才能减轻心的恐慌？——如今，随着生活压力的与日俱增，“焦虑症”已经不知不觉困扰了现代人的生活。焦虑症有很多种类型，按照患者的临床表现，焦虑常分为以下几种。

1．广泛性焦虑

在没有明显诱因的情况下，经常出现过分担心、紧张害怕，但紧张害怕常常没有明确的对象和内容。此外，还常伴有头晕、胸闷、心慌、呼吸急促、口干、尿频、尿急、出汗、震颤等躯体方面的症状，这种焦虑一般会持续数月。

2．惊恐发作

在正常的日常生活环境中并没有恐惧性情境，突然出现极端恐惧的紧张心理，伴有濒死感或失控感，同时有明显的自主神经系统症状，如胸闷、心慌、呼吸困难、出汗、全身发抖等，一般持续几分钟到数小时。发作突然开始，迅速达到高峰，发作时意识清楚。注意！这种类型焦虑的出现是发作性的，无法预知的。由于急性焦虑发作的临床表现和冠心病发作非常相似，患者往往拨打“120”急救电话，去看心内科的急诊。尽管症状看上去很重，但是相关检查结果大多正常，因此往往诊断不明确，使得急性焦虑发作的误诊率较高，既耽误了治疗，也造成了医疗资源的浪费。

还有一种分类：美国的精神障碍诊断标准中，焦虑障碍包括广泛性焦虑、急性焦虑发作、恐惧症、创伤后应激障碍、急性应激障碍、强迫障碍。因为这些疾病有一个共同点，那就是焦虑症状突出。

据医学资料统计，广泛性焦虑、惊恐发作、恐惧症、创伤后应激障碍、强迫症等各种亚型的焦虑症在都市人群中都有增长趋势。那么，是谁放纵了焦虑症的滋生蔓延？答案正是都市人自己。

生活在都市中的人们承受着很大的生活压力，物价、房价都是他们拼搏的原动力。但是很多人只有“张”没有“弛”，久而久之，得不到放松的他们变得非常烦躁，同时也造就了“都市焦虑症”的出现。据有关机构对我国10个大城市的调查显示，50%～60%的都市人有着不同程度的焦虑症。这与社会的发展迅速、都市节奏过快有关，人们由此对周边事物感到捉摸不定，如金融风暴、股市狂跌、物价飞涨、地震……人们不清楚发生在身边的事情到底会对自己产生多大的影响，因而有着莫名的焦虑，乃至于连堵车这样的小事也会令人变得焦躁不安。

显然，人人都体会到焦虑，适度的焦虑能够让人们以更好的状态去完成任务。但是，如果长期处于焦虑中，就会危及身心健康。过度的焦虑是一种莫名其妙的紧张和担忧情绪，焦虑者常不知道自己害怕什么，只是觉得像“惊弓之鸟”，烦躁、坐立不安，对周围刺激敏感，惶惶不可终日，生理上伴有应激症状——全身肌肉紧张、乏力感，头、颈、背酸痛，心慌、胸闷、出汗、失眠等等。

从医学的角度上说，焦虑症是精神障碍类的一种疾病，一般像这类疾病的诱因都很复杂，且没有十分明确的原因、没有一定的遗传性，大多数是因为外界环境的刺激所引发的，下面我们就来了解一下焦虑是从哪些方面引发的。

（1）没有做好迎接人生苦难的思想准备，总希望一切平安，一帆风顺。所以一遇到挫折障碍就会惊慌失措，怨天尤人，大有活不下去之感。

（2）在生活、工作、健康方面过于追求完美，稍不如意，就十分遗憾，心烦意乱，长吁短叹，老担心出问题，惶惶不可终日。

（3）总用社会价值的天秤来衡量自己，潜意识中常拿自己与朋友、同事做比较，生怕自己不如人，越比越迷茫，越比越彷徨，乃至压得自己喘不过气来。尤其是自己处于劣势状况时，就会越发显得焦虑。

（4）人际关系复杂，应酬接连不断，想躲也无从躲藏，人缘成了一种包袱，应接不暇，大有“人在江湖身不由己”之感。

（5）好胜心太强，总希望自己能更上一层楼，再加上别人对自己的期望也很高，所以压力一直在堆积，一旦出现偏差，就感觉自己辜负了很多人，焦虑愈甚。

（6）引起焦虑症原因也表现在神经质人格。这类人的心理素质较低，对任何刺激均敏感，一触即发，对刺激做出不适应的过强反应。承受挫折的能力太低，自我防御本能过强，甚至无病呻吟、杞人忧天，整日提心吊胆、脸红紧张、疑神疑鬼。

（7）对一些人而言，长期使用某些药物（如一些高血压、治疗关节炎或帕金森症的）会造成焦虑症状。

节奏快是都市生活的一个典型特征，在这快节奏的环境里，人们往往会不知不觉地忘记放慢脚步，舒缓心理上的各种不协调，这样的生活方式是很容易患上焦虑症的。也有相关的调查数据显示，都市男女患上焦虑症的概率非常高。所以，都市男女要对焦虑症提高警惕，不能再让它毁灭你的健康与生活。下面就来说说怎样避开焦虑症。

1．增加自信

自信是预防治疗各种精神疾病的最好药方，自信的人不担心发生过的或没发生的事情，他们能坦然的接受挫折，不怕困扰，会很快恢复正常。所以要让自己自信起来，便会治好焦虑症。

2．不再逃避

有些事是逃避不了的，且反而会闷在心里得不到释放，心里更会焦虑急躁不安。所以遇到困难都要勇敢地去解决它，追求心里的自由，不受到责任的困扰，消除焦虑的情绪。

3. 不要自责

焦虑情绪往往是对事情没有完美解决而感到不满焦虑自责，对自己产生压抑的情感，对身心的发展也起到威胁的作用。我们要学会自我反省，让自己心里舒适，每做一件事情时，为了不让自己自责便要努力完成，并且完成后就不要再自责了。

4. 留出空白

利用一小段的时间留下空白，发下呆。研究发现，发呆可以让大脑迅速地得到休息，对预防神经衰弱起到很好的作用。

5. 展开想象

主动去想象一些宁静、放松的景象。这些景象可以是真实存在的，在那里你觉得安全和松弛；也可以是你想象出来的宁静、安全和放松的景象，比如，你想象自己走在两旁都是树的山路上，可以把注意力放在鸟儿歌唱上，阳光从树枝间照下来，松树的香味、浓绿的树林、阵阵的微风轻拂在你的脸上。

6. 转移注意力

当你感到焦虑时，分散注意力会有所帮助。当你专心于其他的思维活动时，会减轻或消除你的焦虑状。假使眼前的工作让你心烦紧张，你可以暂时转移注意力，把视线转向窗外，使眼睛及身体其他部位适时地获得松弛，从而暂时缓解眼前的压力。你甚至可以起身走动，暂时避开低潮的工作气氛。

7. 做深呼吸

当你面临情绪紧张时，不妨做深呼吸，有助于舒解压力消除焦虑与紧张。

8. 守住自我

焦虑弥漫的今天，不少人盲从潮流、迷失自我，任物质欲望挤压精神空间，正或多或少地做着“杞人忧天”的事。在上海市健康大讲堂暨第九届解放健康讲坛上，华东师范大学心理学系博导、上海市心理协会副理事长、教育部应急管理咨询专家委员会委员耿文秀教授表示，焦虑是可以战胜的，追求健康快乐的权利掌握在每个个体手中，而守住自我、拒绝诱惑是抵御焦虑的良方。

最后，克服焦虑症最有效的方法，关键在于自我的坚持与努力。焦虑症是一种心理疾病，要想治愈，还需从根本上解开患者的心病，还需长期维持式自我调节。

现代都市心灵病暴躁症的自我调节

近年来，由于小摩擦而引发的恶劣事件屡见报端，人们的脾气似乎变得原来越差。生活中，很多人稍不顺心就横眉冷对，有时一言不合便拳脚相加，亲戚、邻里之间不能和谐相处，同事、朋友之间动不动就红脸，恋人、爱人之间亦是战火不断。有人说，这是因为中国人好面子，骨子里就不知道在冲突时如何采用和平、礼貌、绅士、善意的方式进行沟通。这话有一定的道理，但不可忽略的是，随着生存压力的不断增大，一种常被人们忽视的人格障碍——暴躁症——正在不断加重对都市人生活的影响。

暴躁症，其典型特点就是脾气暴躁、压不住火，一受到不利于己的刺激就暴跳如雷。程度较轻者尚可自我控制，譬如有的暴躁之人，他们在单位尚能够克制自己的委屈和愤怒，表现良好，只有回到家中才会将压抑的情绪释放出来，拍桌子、砸椅子，甚至实施家庭暴力。而有一些人则不然，暴躁到了一定程度，可以说沾火就着，激动、愤怒、与人争吵，根本无法控制，常给人一种惹不得的感觉；再重一点，则会表现为伴有冲动行为的情绪爆发，来势凶猛而残暴，可伤人、毁物、纵火，造成妨害公共秩序、伤害他人健康等后果。

然而，由于这种人格缺陷带有一定的隐蔽性，甚至在特定的情境下还会被人们称赞（譬如我们熟知的水浒人物花和尚鲁智深，这个人就是典型的暴躁症，他冲动起来根本不计后果，完全没有理性可言，他的暴躁大多被“行侠仗义”的幌子所掩盖了），所以多数时候，患者及其身边的人往往难以察觉，只以为是“火气大、脾气急”，正是这种错误的认知，将少数患者推入了深渊。

抑郁症可随着脾气暴躁接踵而来，所以不要小看它的危害，除了会导致抑郁症发作之外，还会严重影响人的七情六欲，最终脾气暴躁的人会变得不可理喻。

脾气暴躁对于人的身体影响也是非常大的。丹麦哥本哈根大学的科学家调查了近万名 36～52 岁的参与者的社会关系状况和死亡风险，其中包括他们与家人、朋友等发生争吵的频率，以及在社会关系中感受到的压力程度等。结果发现，11 年后，共有 196 名女性和 226 名男性死亡，死因主要是癌症、心脏病、肝病及自杀等。社会关系紧张或者常与配偶、子女吵架会使死亡风险增加 0.5～1 倍，常与他人发生争吵则会增加 2～3 倍，男性在这方面更为脆弱。

不过，暴躁症也不会无缘无故的发病，除遗传因素外，暴躁的原因与自身性格、工作生活方式及压力的宣泄途径有很大的关系。所以说，现代都市人应该学会调节自己的情绪，合理缓解自己的压力，尽量让身心松弛下来，想发火之前不妨赶紧在脑海里警告自己，或者数三个数再做决定，防止更严重的心理疾病造成更严重的后果。

其实，人人知道暴躁的害处，但很多人就是无法控制，形成的原因究竟是什么呢？

1. 家庭影响

暴躁这种不良个性的形成，与遗传素质有一定的关系。一些脾气暴躁的人，其家庭中常有类似成员，受长辈的影响和神经类型的遗传，他们也变得暴躁易怒。

此外，家庭教育中的放纵、溺爱也是暴躁脾气铸成个性缺陷的重要原因。

2. 挫折影响

挫折也是引起脾气暴躁的原因之一。受到挫折的人往往想要发泄，因此稍受刺激便借机发泄。

3. 压抑的敌意

压抑的敌意也是造成脾气暴躁的原因之一。例如有些人对上司有意见，但他无法对上司发泄，这种怨气长期被压抑，于是他就会借任何一件小事发怒，以发泄心中的积怨，不论谁惹了他，他都会与之作对，并大发脾气。

4. 心胸狭窄

有些人喜欢斤斤计较，别人稍微触犯了他，如无意中踩了他的脚或不慎把脏水弄到他身上，他就不肯原谅，要大发脾气，甚至大骂一通。有的则对别人过于苛求，如果没有达到自己的目的，就要发火。

5. 虚荣心强

有些人常以“强者”自居，在生活中处处设法维护自己的尊严和权威，一旦有谁冒犯了他、伤了他的面子，就会大动肝火，发起脾气来。

6. 急功近利

现代社会，很多人急功近利地追求物质，得失心变重，心里郁积着一些消极情绪。在生活中，很多人不是感恩地想“我得到什么”，而是不知足地想“我缺少什么”，这种不公正感和不公平感越重，就越容易被激怒。

7. 自我意识的膨胀

现代人的人生观和价值观都发生了很大改变，过去是权威的时代，现在是挑战权威、强调自我的时代。人们自我意识增强甚至膨胀的结果，就是凡事从自己出发，不站在他人的角度，忽视了群体的规范，过去人们对秩序的遵守意识正逐渐丧失，取而代之的是想要挣脱群体的约束。

8. 高压影响

现代人处在激烈的竞争环境，在“高压锅”中生活，难免就跟“火药桶”一样一点就着。生活节奏的加快、工作压力的加剧，破坏了人们的好心情。因为一个小摩擦就引起内心压力的爆发，是现在社会人普遍存在的问题。

9. 性格变异

一些老年人会经常性地发脾气，这实际上是心理衰老、性格变异的反映。这些老年人进入老年期后，社交能力逐渐减弱，自我封闭性增强，遇事固执过敏，急躁易怒，情绪波动大。

10. 疾病征兆有些人脾气暴躁，可能与身患某种疾病有关。如肝病患者，虚火亢盛，心情烦躁，平时容易发脾气。

要想纠正暴躁症，患者一方面要认清危害及其形成的原因，认识到这种人格障碍是可以通过自我教育得到扭转的；另一方面要学会控制自己的情绪，尽量回避容易引起自己愤怒的情境，学会容忍，学会宽容。

1. 学会尊重

人与人之间是平等的，要互相尊重。芝麻小事就大发雷霆，极为彰显你的不满，这是一种侮辱他人人格的行为。一个不懂得尊重别人的人，必然也得不到别人的尊重，甚至只能得到别人的轻视。

2. 换位思考

想要发脾气时，站在对方的角度上考虑一下：他为什么会这么做呢？他是不是有什么原因或苦衷？他会不会是无意的呢？如果都能够这样去思考，那么很多时候，就会发现自己根本没有理由迁怒于人，怒火自然而然会逐渐消退。

3. 管理情绪

易怒者往往缺乏理性的情绪控制力，因此可坚持情绪管理原则来训练、提高自己的自控能力。情绪管理原则（能力）体现在：当愤怒等负面情绪来临时，不回避——能正视情绪、接受情绪；不压抑——能不带伤害地外释放，将感觉到的怒气对事不对人；不责备——能直面和转化情绪；不抱怨——能宽容安抚情绪。

4. 放慢下来

易怒的人，首先需改变急躁、快速行事的特点，要求一切放慢下来：吃饭、语速、脚步、时间、思维、欲望……总之想到“放慢”是你健康长寿的基础。

5. 锻炼耐力

易怒者最大的性格弱点是急，实际是缺乏延迟满足的能力，反应在凡是需要毅力或等待的事情上表现得极度没耐性，动辄脾气大发、潦草行事。

所以，暴躁者首先需要培养一种对焦虑、寂寞、无奈感的耐受力。

6. 学会宽容愤怒使人失去判断力，仇恨耗损人的心智。同理，爱使人拥有智慧，宽容使人淡定从容。

诸葛武侯说“非淡泊无以明志，非宁静不能致远”，做人最要紧的是心静。心静，则不管这个世界有多么繁芜、道路有多么曲折、车辆有多么拥挤，都能不焦、不燥、不惊、不怒。

第二辑

生活保健篇

有好习惯，才能铸就好身体

头冷、脚暖、八分饱，长寿这事错不了

有一位一百多岁的老寿星，他耳聪目明，走路也很稳健。人们对他的健康体魄既羡慕又好奇，总会忍不住问他长寿的秘诀。这位老寿星每次都是哈哈大笑道："秘诀很简单，只有七个字，头冷、脚暖、八分饱。"这位老寿星的长寿正好印证了"头要冷，脚要暖，肚子里边别太满"这句谚语的神奇功效。

"头要冷"，说的是头部要保持一个比较适当的较低温度，这样对于刺激头部的血管神经系统和保持大脑清醒都有很大的好处，有利于大脑思考。当头部的温度过高，就会引起一些病症，不利于人体健康。

现在人们的工作压力很大，长时间的工作就会造成大脑的反应迟钝、有晕胀感。那么如何摆脱这种情况，保持大脑的清醒呢？其实很简单，只要用一块毛巾蘸上冷水后敷在脸上就可以了。在冷水的刺激下，人的头脑会很快地清醒过来，心里的烦躁感也会慢慢地退去。不过在天气寒冷的时候要把握好时间，一般敷三分钟左右就可以。在冬天的时候，如果天气特别寒冷，也需要戴帽子以适当保暖。

"脚要暖"，指的是脚应该注意保暖，否则很容易生病。脚是离心脏最远的一个部位，又由于它紧挨着地面，所以身体的热量不太容易到达。当它供血不足、变得冷的时候，就会引起身体上的一些疾病，比如感冒发烧、身体疲劳、睡眠质量不好等。要想保持脚的温暖，最好也是最简单的一个方法就是在睡觉以前用热水泡脚，并且用力地揉搓足心。每天坚持泡脚的话，可以使身体强健、消除掉疲劳感，还可以提高睡眠质量、预防疾病等。

“肚子里边别太满”说的是吃饭的时候不要吃得太饱，否则会影响健康。吃太多的话会引起胃不舒服。人虽然随时都可以进食，但是消化系统却需要适时地休息。当上顿的食物还没来得及消化，这一顿又吃得很饱，这就增加了胃的负担，长时间如此的话，胃黏膜很容易遭到破坏，从而引发胃部疾病。

不仅如此，吃得太饱还会造成营养过剩。营养过剩以后，身体的一些器官也会受到影响。现在越来越多人患有糖尿病、肥胖症、高血压等，都与吃得太饱有着一定的关系。

那么怎样才可以吃饭适量呢？很简单的方法是在饭前适当吃一些水果，水果的营养丰富，而且吃后会有饱腹感，这样再吃饭的时候就不会吃得太多了。另外一种方法是在吃饭的时候放慢速度，也具有很好的效果。

多醋少盐，多走少车

陈刚夫妇是小区内有名的模范夫妻，两个人虽然都已经四十多岁了，但是出门的时候总是手拉手，恩爱有加，让小区里的人看着都羡慕。

但是这段时间却一直没见到他们夫妻俩出门。那天在小区的门口，我碰到了陈刚的爱人，她手里拿着一个饭盒，着急忙慌地从我身边走过。

“这是上哪去呀？最近一直没看见陈刚啊？”我打招呼道。

“哎！别提了，他住院了。我这不是给他送饭呢！”陈刚爱人说完了叹了口气。

“怎么了？陈刚出了什么事？”

“还不是因为他那高血压，我让他少吃点盐，可他不听，总觉得没事，前些年吃饭的时候一直很注意，少吃盐多喝醋，他的血压保持得也很好，最近几年他以为自己完全康复了，就不忌口了，吃喝不注意。这不又犯了，幸亏发现得及时，要不……”

“少吃盐，多喝醋”是现在人们普遍认同的一个健康的饮食习惯，盐虽然可以提味，但是吃多了对我们的身体却有着很大的危害。大家都知道，高血压是引起中风、心脏病的罪魁祸首，而吃盐过多又会导致人患上高血压。这是由于我们吃的饭菜过咸时，会喝大量的水，水分进入血液之后，血容量就会增加，这就会导致血压也有一定程度的升高。所以，控制盐的摄入量能够有效降低血压。

岁数比较大的人群和患有高血压的人，在平时的饮食上要注意吃盐的量，这是因为食盐的量与血压有着密切的联系。通常来讲，血压昼高夜低，如果一个人长期吃得太咸的话，就会改变这种规律，变成“昼高夜也高”，这样引发心脑血管疾病的概率会大幅度提高。

醋作为人们常用的烹调用料，对身体有很大的好处。经常吃的话可以防治高血压、高血糖、高脂血症等疾病，并且还可以起到消菌杀毒、减轻疲劳的效果。所以，建议人们平时应该多吃些醋。

醋除了具有杀菌消毒的作用之外，经常吃的话还可以预防感冒。冬天由于天气寒冷，门窗通常都紧闭，尤其在一些公共场合，比如候车厅和教室等，人特别多，很容易滋生一些细菌，在屋子里放点熬制的醋，不仅可以杀菌消毒，还可以预防感冒。

醋还是一种很好的调味料，可以去除鱼腥味，还能够让鸡肉变得更加松软可口。在很多料理当中都有使用醋，并且，只要加入一点醋，就能够减少食盐的摄取量。所以高血压或者高血糖患者平时可以多吃一些醋，改善病情。

另外为了身体健康，平时我们也应注意少坐车、多走路。随着生活水平的提高，交通工具越来越多，也越来越便捷。很多人只要出门就坐车，已经丢掉了以前走路的习惯。研究发现，整天开车的人比喜欢走路的人更加容易生病。一些人为了图安逸便逃避了运动，其实，每天不用太多的时间，只要走上半个小时左右，就可以提高我们的免疫能力，提高身体素质，减少很多疾病的发生。现在空气环境越来越差，少开车多步行，不仅可以减少开支，还能够起到保护环境的效果。

勤洗脚洗头，如吃补药

庞女士是一位舞蹈演员，她那一头乌黑靓丽的头发，总是让不少女性羡慕不已。但是最近庞女士感觉很是苦恼，因为她的头部出现了不少头皮屑，她换了不少牌子的洗发水，但是没有一种是有效的，于是她就认为自己得了皮肤病。

其实庞女士是油性皮肤，再加上她喜欢跳舞，动作都比较剧烈，导致汗腺扩张，头皮也就更容易滋生细菌。所以，我建议庞女士在跳完舞之后，将头发多洗几遍。庞女士的听取了我的意见，过了几个月，果然头皮屑减少了很多。

经常洗头发，对人体的健康也是有好处的。这是因为头皮上有皮脂腺，并且不断地分泌着皮脂，皮脂若是过多的留在头发上，那么就会滋生细菌，导致头皮发痒，产生大量的头皮屑。经常洗头发可以及时地清除头发上的油脂，将细菌清除，让头发更加光滑。如果长时间不洗头发，头发就会变得很肮脏，影响美观，并且还会引发脱发等疾病。

当然，经常洗头并不代表天天洗头，这要因人而异。干燥性的头发就不可以经常洗，因为这样不仅不会保护头发，还会给头发带来损伤。这是因为洗头发太勤的话，会将皮脂分泌的油脂洗掉，这样头发就会失去了原有的保护层，更容易滋生细菌，得病的概率也就更大一些。因此，一个星期洗三次头发就可以了，夏天炎热的时候，可以隔一天洗一次。

那么什么样的人要勤洗头发呢？在户外工作时间长的人或者是从事脑力劳动的人，可以适当增加洗头发的次数，除此之外还要经常梳理头发，这样就可以促进血液的循环。但是不管是什么人，都要注意选择适合的洗发水，不要使用碱性过大的洗发液，最好还要用上护发素。

需要注意的是，晚上最好不要洗头发，因为头发潮湿更容易引起头疼、恶心的症状。特别是在冬天的晚上，温度比较低，倘若头发没干就睡觉，就会容易生病。有时候半夜醒来的时候头部也会伴随着麻木感，还有疼痛的感觉。第二天也会出现头疼的症状，若是情况严重了，还会出现恶心、想吐的症状。若是长时间这样，还会患有“头皮下静脉丛炎”的疾病。

说到洗脚，有一句话是这样说的：“富人吃补药，穷人勤洗脚”。洗脚有很多作用，可以解除疲劳、促进血液循环、改善睡眠、美容养生等。用热水洗脚，可以调节全身的气血以及经络。同时还能让足部血管得到扩张，血容量也会增加，这样就能极大地增加头部的血流量，及时地补充大脑的氧气和营养。尤其是进入到冬季之后，每天坚持洗脚，不仅可以保持个人的清洁卫生，还可以增强新陈代谢，抵抗自身对细菌的抵抗力。

洗脚时，时间不可以太长，最好在15分钟左右。因为若是时间太长，脚部的血液循环就会加快，身体中的血液就会更快地流到四肢，这样就会增加心脏的负担。如果在冬季泡脚的时间过长，还会使皮肤变得干燥，并且患上炎症。洗脚的水温也不可以太高，大约50度的水温就可以了，如果水温太高，血管就会扩张，身体中的血液就会更快地流向四肢，这样就容易引起心、肾等供血不足，对身体也没有好处。另外，泡脚盆中的水不可以太少，最好是没过小腿。

学习正确的坐姿与睡姿

某天我从公园散步回来，就听到楼道有吵闹的声音。

“发生什么事了？”我问在楼道看热闹的邻居。

“哎！也都是日常小事情，一楼的婆婆和自家儿媳妇吵起来了。”

“她们平常关系不是很好吗？怎么会吵架呢？”

“是一件非常小的事情，她们家的孩子睡着了，孩子妈妈看见孩子这样睡觉，觉得那样的睡觉姿势对孩子不好，想要将孩子侧翻过来。孩子奶奶则认为孩子只要睡得香，没有必要给孩子换姿势。妈妈不同意，于是就用手将孩子翻了过来，不料却把孩子弄醒了，孩子醒后哇哇大哭，奶奶不干了，就和孩子妈妈吵了起来。前两天因为孩子坐姿问题，两人还小吵了一次！”

“都是为了孩子好，在家里商量一下不就可以了吗，何必为此吵架呢？”

坐姿和睡姿是否正确对健康重要与否？我要说，这是非常重要的。在民间就有着这样的民谚“坐有坐相，睡有睡相，睡觉要像弯月亮”。由此可见，无论是坐姿，还是睡姿，大家都必须注意。

在我们的生活中，坐是一种会经常出现的姿势。乘船、坐飞机、乘车、看电视、上课听讲、看电影等，都需要坐着。良好的坐姿，给人一种庄重典雅的形象。因此在学习举止礼仪时，必须要学会正确的坐姿，坐要有坐相。

良好的坐姿不仅能够体现出一个的素质，对于老年人的健康也有极大的影响。如果坐姿不对，非常容易导致腰椎、脊椎变形，尤其有一些习惯趴着写作业的学生，对脊椎非常不好，还会导致近视。还有人在坐着的时候喜欢跷着二郎腿，这也非常不好，极可能造成腿部静脉曲张以及水肿。

正确的坐姿，与正确的站姿区别不大，头正、肩平、身正、立腰、挺胸。臀部坐在椅子或凳子上，两腿上半部可以进行平放，膝盖以下的小腿应该选择闭拢的方式，两脚轻松地放在地上。

睡觉的时候应该选择什么样的姿势呢？我们比较提倡侧卧，用一句话说就是“睡觉要像弯月亮”。

睡觉姿势能够分为俯卧、仰卧和侧卧。俯卧会对胸腔造成挤压，阻碍胸廓扩张，影响正常的呼吸。呼吸如果不均匀，不能吸入充足的氧气，不利于新陈代谢。同时心脏受到压迫，心脏跳动出现阻力，导致血液循环减缓。

仰卧也是较为普遍的睡姿，有人曾经将这种睡觉姿势称之为“尸卧”，这种说法虽然并不准确，但是这种姿势能够舒展四肢，不会压迫任何。脏腑器官。但是仰卧自然放松不能协调，尤其是腹腔内压力较高时，就会感觉非常胸闷。

侧卧的时候，身体器官承受的压力较少，胸廓活动自如，便于呼吸；心脏也不至于被手臂、被子所压迫；两腿能够灵活伸屈，身体能够自由的翻动，这种姿势不损伤心气。如同一只老猫蜷卧，大脑就可以很快轻松下来，由兴奋转为抑制状态，很快就能进入到梦乡之中。所以说侧卧是一种最佳的睡姿。

此外，侧卧时最好选择右侧卧，这是因为肝和胃位于身体的右侧，向左侧睡时会压迫胃，胃里的食物到小肠之内就有一定的阻力，这样不利于食物消化和吸收，也给心脏造成极大的压力。对于那些怕冷以及体寒的人，侧卧能够帮助身体放松，而且也不会压到内脏，可以使胃、肠、心、肝、肺处于自然的位置，以维持我们正常的呼吸。向右侧卧更能帮助食物的消化吸收，身体可以吸收更多的营养物质。

当然，说向右侧卧最好，也不是说睡觉的时候一直卧向右侧。右侧卧时间过长，可以调整为仰卧姿势。仰卧的时候，尽量让双臂放松，自然地平放在身体两侧，不可以将双臂放在胸部上，也不可包席枕肘。尽量让全身的肌肉放松，保持气血通畅，保持正常的呼吸频率。

可见，向右侧卧是最佳的睡眠姿势，帮助老人延年益寿，所以大家不妨学一学这种右侧卧的睡眠姿势。

睡好午觉，身体好

小冯是一家公司的职员，她最近感觉心情很是苦闷，因为昨天公司主管找她谈话，当然不是加薪或者是表扬。主管一直委婉地问小冯的家里是不是出了什么问题，小冯莫名其妙地说："没有啊"，但是主管还是有些狐疑小冯说的话。临走的时候，还说了晚上不要熬夜的话，让小冯更加糊涂。

其实在主管在叫小冯之前，她已经意识到肯定不是什么好事。因为最近一段时间，她的精神一直不好，工作效率特别低，特别是到了下午，她总处于昏昏欲睡的状态，这样强打着精神的工作状态，当然做不好工作，而且还曾经出过几次错误。

为此，小冯一直很苦恼，她认为自己的精神不佳，主要是因为身体太虚弱。于是，她找老中医开出几个方子，但是服用之后，症状还是没有减轻。

"你晚上睡觉是不是很晚？"我问道。

"没有啊！我晚上睡觉非常守时，晚上十点以前肯定是睡着了。"

"那你中午休息吗？"

"中午休息？我很少午休，一般在中午吃完饭以后，我会在公司打打游戏或者去楼下转转，我已经习惯了。"

小冯这样一说，我也就明白了其中的原因。她下午昏昏沉沉的原因，主要就是因为中午不休息。

经过研究表明，一天中的睡眠主要有三个高峰点：上午九点、中午一点和下午五点。所以，除了在晚上进行睡觉以外，中午的睡眠也是非常重要的。俗话说得好："中午睡眠好，就是捡个宝。"

午休是为身体以及精神两方面进行放松，可以消除白天紧张的状态，缓解烦躁，弥补夜间失眠造成的精神不良，能够提升自身的工作效率。

想要获得一个良好的睡眠状态，首先，午餐应该选择清淡一些的食物，可以吃一些乳制品、蔬菜、肉类或烤鱼、水果等。最好不喝那些容易让人感到兴奋的饮料，如茶、咖啡、酒等。其次，午休应该选择最佳的时间段，对孩子来说，午餐之后就能进行午休了，因为在刚吃饱的时候，他们的情绪较为稳定；对于成人，最好午休的时间就是在下午一点至三点，因为这个时间段比较容易放松，最容易进入梦乡。

午休的时间根据自身情况而定。长时间的午休，最好是在床上，时间一般控制在半个小时到一个小时之内。这样不仅能够缓解疲劳，将身体恢复健康的状态。相对短一点的时间，最好将时间控制在半小时之内，最好也选择一个舒适的地方，比较适合一些在办公室午休的白领。至于需要在中午有 5 分钟的短时间休息，这种休息地方不用特定选择，比如可以在出租车或是公交车上。

最后，午休时最好选择一些安静的场所。如果是在家里，最好是在一个舒适一点的房间，躺在床上或舒适的沙发上。对于孩子来说，由于正处于身体生长的时期，他们的午休地点最好选在床上。

此外，应该注意午睡之后醒来要慢慢站起，再喝一杯水，水可以补充血容量、稀释血液黏稠度。在刚刚睡醒之后，不要马上从事复杂和危险的工作，因为初醒的时候大脑并未完全清醒，处于迷糊状态。

不可蒙头睡觉，以免头晕目眩

邻居小李今年二十四岁，刚参加工作。他平时很活跃，可是这两天见到他时，却发现他一副萎靡不振的样子，很没有精神。“怎么了小李？这么没精神，失恋了？”我开玩笑道。“我都没有恋爱，怎么可能会失恋呢？”他无精打采地说道。“那这是怎么了？昨晚熬夜了吧？睡太晚对身体不好的！”我建议道。“睡得不晚啊！”小李说道，“最近公司工作很忙，我下班回去后吃完饭收拾下就睡了。为了睡得好，我还特意蒙着头睡觉呢。可不知道怎么回事，起来后感觉浑身没劲，没有精神！”听他这么一说，我明白了事情的原委。原来他的这些症状，很大程度上是由于他蒙头睡觉造成的。

所以我建议小李最好改掉蒙头睡的习惯，这样对身体不好，平时要早睡早起，起得早还可以去散散步。小李听了我的话，边说边谢谢点头。几天之后，我见到小李，他又恢复了之前生龙活虎的样子。

“睡觉不蒙头”说的是睡觉的时候，一定不要把头藏在被子里。这是因为人在睡觉的时候需要进行气体交换，呼出体内的二氧化碳，吸进新鲜的空气。空气里的二氧化碳的含量要比氧气的含量多很多。当蒙住头睡觉的时候，呼出的二氧化碳并不能够散发到空气中去，而是在被窝里不断地积攒，慢慢地，人体所需要的氧气就会越来越少，人体不能进行正常的气体交换。这样的话时间一长，人就会出现头昏乏力、精神不振等症状。缺氧严重时，人会做噩梦，变得精神紧张，甚至还会造成神经衰弱等后遗症，所以睡觉的时候一定不要蒙头。对于过去有蒙头睡习惯的人，要逐渐克服掉，慢慢地改正过来。有很多喜欢蒙头睡的人，是由于睡觉的时候感觉压力大、心理不放松。对于这种情况，要学会调节、改善自己的情绪，可以在睡觉前喝一杯牛奶或者听些轻柔的钢琴曲等。

每天早晨起床以后，可以到外面散散步，呼吸一下新鲜的空气。一些居住在城市里面的人，可以到公园里走走。住在郊区的人，可以沿着田间小路转转。这是因为早上的空气比较清新，环境也比较安静，散步可以使大脑皮层变得兴奋，让人的思维变得活跃起来，从而起到消除疲劳、清醒头脑的效果。这也是很多人愿意早起进行散步的原因。另外，清晨去散散步，呼吸一下新鲜的空气，还有以下几种益处。

（1）可以帮助消化。散步时身体的很多器官都会参与运动，呼吸也会加深，身体的血液循环速度会加强，胃肠蠕动速度也会加快，所以可以提高消化能力。

（2）可以防治动脉硬化等疾病。清晨散步的时候，可以使全身大部分机体活动起来，增强人体的新陈代谢能力，加速血流循环，从而降低了患动脉硬化的概率。

（3）减肥。长时间走路能够消耗掉大量的热量，加快体内脂肪的分解，从而起到减肥的效果。

食不言、寝不语

小区的陈哥最近很忧虑，我看到他时，他手里正拿着从药店购买的健胃消食片。

“怎么了？你消化不好吗？”

“是啊，最近我一直吃不下饭，总感觉肚子有些涨。”陈哥忧虑地说道。

“莫非是吃的东西不是很好消化，你偏爱肉食，不易消化，应该多吃点蔬菜、水果。”我建议道。

“吃了，我非常注意饮食健康，每天都配有青菜、水果，我吃得还不错。最近不知道怎么了，竟然不想吃饭了。”

“是不是搬了新家，不适应啊？”我问道。

“哪有不适应啊？我的朋友来一起边吃边聊，食欲都还不错。”

听了陈哥的话，我知道他的“厌食症”出在哪里了，那就是违反了中医“食不语，寝不言”的大忌。

所谓“食不语”，就是在吃饭的时候不能话太多，这其中的原因主要有两个。

首先，营养吸收是非常烦琐的事情。人在进食的过程中，唾液腺、胃肠的腺体在不断地分泌消化液，以帮助消化食物。如果吃饭的时候不停地发言，就会影响咀嚼和消化液的分泌。食物在这种没有被充分咀嚼的情况下进入到肠胃之中，营养就不容易被人体吸收，以至于人体内的纤维素缺乏。维生素缺乏对人体有很多不利的影响，例如维生素 A 是人体最为重要的组成成分，若是身体内缺乏维生素 A，影响消化吸收功能，甚至会有干眼症、夜盲症和皮肤干燥等症状。

其次，有一些人容易患上胃肠道疾病。吃饭的时候若是不停地说话，可能会咽下没有嚼烂的食物，给胃肠带来极大压力，时间长了，一般都会引发胃痛、胃胀等毛病。此外，吃饭说话不仅影响消化，有时候还会引起呛噎。说太长时间，饭菜也会变冷，冰冷的食物会对肠胃造成刺激。

所谓“寝不言”，就是我们即将入睡的时候，尽量让我们的大脑平静下来，不要讨论太多话题，以便让人快速进入梦乡。如果睡觉之前讨论太多问题，极容易造成大脑神经亢奋，大脑处于高度紧张的状态，人就不能快速进入梦乡，不仅影响睡眠质量，也会对身体造成伤害。

此外，“食不语，寝不言”不仅能够滋养气血，还能减肥。这是因为吃饭时，如果不讲那么多话，专心于饮食，食物就能得到很好的消化，随着食物源源不断地被消化，身体的血糖也会得到提升，大脑就会发出停止进食的信号，人们的食欲也就会降低，从而起到减肥的作用。睡觉之前尽量不要谈论过多的话题，很快进入睡眠状态。中医认为，天黑以后至夜里是造血功能最强的时候，并且在深度睡眠的状况下，造血、养血功能能够得到更为全面的发展。

中药是“药”，不是“茶”

很多上班族都喜欢喝茶，还常常为自己泡“保健茶”，实际上就是一些中药茶饮。殊不知，长期饮用这样的茶对身体健康是无益的。俗话说得好：“是药三分毒。”身体出现疾患的时候，这些药会在治疗疾患的同时对身体产生一定的毒副作用；身体健康的时候，这些药同样会对身体产生毒副作用，进而危害身体健康。下面就来为大家介绍一些常见的，而又应该杜绝的中药茶饮。

1. 胖大海

它是常见的上班族茶饮，而实际上，胖大海是不能泡茶饮用的，有的人甚至会出现过敏反应，如皮肤瘙痒、口唇水肿等，还可能出现大便溏稀、胸闷等。老年人、脾虚者更要慎用。

2. 银杏叶

喝未经处理的银杏叶茶很可能出现阵发性痉挛、神经麻痹、过敏等副作用。

3. 决明子

长期喝决明子茶会导致腹泻。

4. 甘草

甘草里面含有甘草酸，这种物质有肾上腺皮质激素样作用，会促进水、钠潴留，增加排钾量。长期大量喝甘草茶，会导致水肿、血压上升、血钾下降、四肢无力等症，肾病患者更应慎用。

5. 野菊花一小部分人在饮用野菊花茶后会表现出胃部不适、胃纳欠佳、肠鸣等症。

实际上，像这样不能随意饮用的茶饮还有很多。中药茶饮适合较轻疾病、慢性病患者，现代人却常常误将养生、保健、治未病混淆在一起，加上中药药材为天然草木，通常被认为是无害之品，可随意饮用。事实上，滥用药茶对健康是有危害的。

中医和养生是两个完全不同的概念，我们应当分辨清楚，用中医治未病的方法并不可靠，因为如果没病到医院去开药，大夫也不会开给你。对于什么都不偏的人来说，每天喝清热解毒茶，会损伤阳气，久而久之，反倒对身体健康不利。预防疾病应当从饮食、起居几方面来调理，不能动不动就用药预防，因为药的主要作用还是治病。

南方人常常会将当归、黄芪等与肉类食物一同烹饪，殊不知血稠的人经常食用黄芪很容易导致瘀血。当归为温补之品，能够治疗虚寒型痛经，但对湿热者无用。再比如人参，是温补之品，有的人吃过人参后会出现嘴上起泡、失眠等，这类人很可能属于燥热体质。高血压患者通常不宜食用人参，但部分患者属虚寒体质，此种高血压患者应用黄芪、人参能够降血压，但是食用治疗高血压的龙骨牡蛎汤反而会使血压上升，还会导致胃肠不适，这是因为虚寒体质者应当用祛寒之法降压。由此我们也能看出，中药茶饮饮错体质也是不行的。

性爱不节制，气血易流失

性爱，这一词语对于很多人而言，特别是女性朋友，是一个非常敏感，而且很难为情的话题。由于有的时候，性爱和人体的肾脏有着非常密切的关系，因此当我把一些情况告诉给某些女性患者的时候，这些女性患者都会不好意思。

其实现如今，已经有很多人都意识到性爱绝对不是暂时的欢愉那么简单，因为它和人体的先天之本——肾有着密切的关系，因此对于人体的气血和健康也将产生非常重要的影响。

有相关的研究表明，性生活不和谐，或者是已经属于大龄青年，但是却从来没有进行过性生活的女性，患有乳腺癌、乳腺增生的概率要比经历过性生活的女性高。而且《三元延寿参赞书》中说："男女居室，人之大伦，独阳不生，独阴不成，人道有不可废者"。由此可见，性爱也是一项必不可少的养生之道。

当然了，这里说的性爱要适度，如果纵欲过度肯定也是不行的。孙思邈说："恣意情欲，则命同朝霞也。"肾是先天之本，具有孕育生命、培养五脏的作用。肾藏精，精是气血生化的重要原料之一。假如一个人纵欲过度，那么他的肾精就会大量外泄，这样就造成了肾精虚的状况。一旦精虚，人体的气和血生化无源，自然就会出现气虚和阴血虚的症状，还将伤害到其他脏腑，导致早衰或短寿。

因此，中医认为“房中之事，能生人，能煞人。譬如水火，知用之者，可以养生；不能用之者，立可尸之矣。”也就是说，性生活有好的一方面，也有坏的一方面。男性就好像是火，而女性则好像是水，水和火如果不交融，那么情况必然是阳者更阳，阴者更阴，也是不能够达到阴阳平衡的状态的。可是如果纵欲过度，水和火过度交融，自然水就会被火耗干，火也会被水浇灭。

当然了，除了一个度的问题之外，错误的性爱方式也将会伤害到我们身体的气血，折损健康，从而打破人体的阴阳平衡的状态，也就是中医常说的“欲有所忌”、“欲有所避”。

首先，我们来看一看性爱和四季的关系。所以能把季节和性爱之间扯上关系，就是因为季节是对人体阴阳气血状态的一个呈现。那么，如果是按照季节有规律去进行性生活，就等于是促进了人体当中气血的阴阳平衡。

对于性的说法，民间多冠之以“春”字，比如人们常说“春梦”“春宵”等。由此可见，性在春季是最为旺盛的。春季也是阳气开始生发的季节，人在此时也和万物一样，在生理上呈现伸展的特性，对于性的渴望也将和天气一样开始逐渐活跃起来。所以，我们也应该去顺应这个生发的个性，不要压抑性渴望，尽量让自己的身心保持一种愉悦的状态，但是千万不要过度。

到了夏季，阳气偏旺，因此这一季节我们对性的欲望也是相对较强的。在性生活方面应该随其所愿，让身体当中的阳气不要受到任何阻碍，顺畅地向外宣通发泄。但是，由于夏季炎热，耗气伤津，外邪非常容易入侵致病。而性生活又是一项剧烈的活动，因此在夏季，我们需要注意不要让阳气过于亢奋，在做到自我控制的同时，注意千万不要着凉。

《素问·四气调神大论》曾指出，秋天应该“使志安宁，以缓秋刑，收敛神气，使秋气平”。在秋季，养生需要注意的是修身养性，思绪宁静，保持平静，以适应秋燥。所以在性爱这方面，就必须要注意收敛节制，开始适当地减少性生活的次数，不要让身体当中的阳气过多地向外发泄，因为此时身体内的阳气将是你在冬季里抵挡严寒的重要物质。

到了冬季，大自然和人体自身的阳气都开始进入到了蛰藏的阶段，因此性生活也应该进行严格控制，尽量降低频率。《黄帝内经》中曾经提到：“冬不藏精，春必病温”，这句话的意思是说，如果冬季不注意收藏肾精，那么就会导致身体当中的精气过多地外泄，这样就容易气弱肾虚，那么到了第二年的春季，在万物开始生发的时节，身体自然就失去了抵挡病邪的能力。

除了季节和性爱有着密切的关系之外，情绪和性爱之间也是互相影响的。我们都知道，情绪对于脏腑气血之间有着明显的调摄，除此之外，还能够通过性爱对肾精起到一定的影响。因此中医认为，如果女性不愿意进行性生活，那么男性千万不要强迫。《三元延寿参赞书》说：“强力入房则精耗，精耗则肾伤，肾伤则髓气内枯，腰痛不能俯仰”，这句话说明在两性生活当中，如果不顾体力和情感，勉强行房将会给身体带来严重的伤害。

如果一个人肝火正盛，情致激动，那么在这个时候进行性生活的话，就会导致气血在不调的情况下又会有所耗损，等于是火上浇油，伤肝损脾。而且，一旦通过这样的性爱受孕，还会影响到胎儿的生长发育。因此，为了避免没有达到性意愿和性兴奋就开始的性行为带来的伤害，良好的情绪显得非常重要。《千金要方》就曾指出，“必须先徐徐嬉戏，使神和意感良久，自觉阳气渐盛，方可慎而交合”。

另外，除了需要注意季节和情绪之外，女性朋友还需要注意千万不要在自己醉酒或者是爱人醉酒的情况下进行性生活。因为根据临床数据显示，月经不调、消渴等病，经常是与酒后性爱不当有一定关系。而且《三元延寿参赞书》曾经也说“大醉入房，气竭肝伤……女子则月事衰微，恶血淹留”。

在病中和病后的康复阶段也不能够进行性生活。病，中医认为是伤元气的事情，人体在病中和病后，元气是非常虚弱的，如果这个时候硬撑着进行性生活，就会让人体的元气更加虚弱，难以复原，从而导致疾病不但不能够痊愈，反而加重。比如，患有眼部疾病的人，如果疾病没痊愈就进行性生活，很有可能会导致失明；结核病、肝脏病、肾病等慢性病患者在病未痊愈的情况下进行性生活，轻者病情加重，重者死亡。

除了避开以上的错误的性爱方式之外，我们还需要注意饮食，千万不要忘记饮食对身体的影响。中医认为“性凉，多食损元阳、损房事”，经常吃寒凉的食品会导致肾阳不足，精少阴冷，因此不要多吃。另外，咸味入肾，适当的咸味是可以起到养肾的作用的，但是如果过量则能伤肾。而如果一个人脾胃不好，那么食物就不能运化成精血，必然会出现精亏血少、体虚气弱、性欲减退等情况。因此，伤害脾胃的食物，特别是肥腻的食物要少吃，我建议大家多吃一些富有营养的清淡食品，比如蔬菜、豆类、粗粮、肝脏、禽蛋、鱼类、花生、芝麻等。

有张无弛，极伤气血

我们都知道，人可能会因为衰老而死去，会因为意外而死去，会因为疾病而死去……可如今，却出现了过劳死的现象。每年都会有报道说×××公司经理、白领过劳死的事件。

有一则报道说，某公司白领因为工作繁忙而无故身亡，平时一直非常健康，怎么会突然过劳死呢？进行各种检查后并没发现死亡的原因。

现代医学解释，“过劳死”是一种未老先衰、猝死现象，导致“过劳死”的根本原因为长期高强度、超负荷地劳心劳力。此外，缺乏及时恢复和足够的营养补充，使得机体细胞超前老化，老化一旦超过一定限度，衰老因子就会在体内达到一定量，易导致急性心脑血管疾患爆发，进而诱发死亡。

研究表明，导致猝死的直接原因包括：冠心病、主动脉瘤、心瓣膜病、心肌病、脑出血等。过劳死与心血、气血匮乏之间有着密切关系，我们能够从疲劳对气血的伤害来寻求解释。

疲劳对健康的危害非常大，尤其是脑力劳动者，长期处在心理亢奋期，甚至在睡觉的时候脑子仍然在不停地运转。因为承受的压力太大、家庭负担太重，进而导致精气亏损。一天到晚为了工作而奔波劳碌，生活非常不规律，经常参加各种应酬，体质变得非常虚弱，浑身血脉运行不畅，脏腑功能衰弱，免疫力降低，对外界适应能力下降，各种负面因素逐渐积累到一定程度，最终导致体质进一步下降。

从中医的角度上说，男子到了“五八”，肾气就会衰退，意思就是说，男性从40岁之后开始，肾机能逐渐衰老，体内其他脏腑也会随其受影响。衰老至一定程度，其他器官就会跟着衰老，主要表现为体能下降，动作缓慢，反应迟钝，肌肉松弛，肌肤皱纹增多，出现白发、老年斑，病魔就会找上你。

过度进行体力劳动，心理处于应急状态，使得身体出现亚健康问题，积重难返，就会诱发一系列器质性病变，如动脉瘤，若动脉瘤破裂，且动脉瘤刚好位于主动脉上或脑血管处，那么就会诱发猝死。此外，有时虽然没有出现器质性病变，但可能导致心源性猝死，90%以上的心源性猝死为心律失常所致，心律失常与心脏节律之间有着密切关系，低钾、低钠、体液成分改变为心律失常的主要诱因。

所以，人不能过度疲劳，若是超负荷工作、运动，身体会受到不同程度的影响。一般情况下，一个人每天卧床的时间不能少于8小时，而患者需要的休息时间更长，休息时间少于8小时，身体健康一定会受影响，可能一两天没什么事，一两个月没什么事，时间一久，问题就会凸显，此时再进行补救已经晚了。

在这个社会中，每个人都担任着不同角色，并且还承担着外界及社会的各种压力，压力对人体气血是种威胁。因此，学会适度休息很重要，可以从好习惯开始培养，规范自己的饮食起居，缓解压力的同时保护气血，让你拥有健康的身体。

下面就来介绍一下具体的适度休息方法——赖床。很多人都认为这是坏习惯，其实，适度赖床是一种非常不错的方法。早晨睡醒时，应当先花5分钟左右时间赖床，侧卧，同时深呼吸、打哈欠、伸懒腰、活动四肢，之后慢慢起床、穿衣服、下床。睡醒后立即起床，易诱发心血管疾病，甚至会导致意外死亡。

生活节奏慢一点，生命安全有保障

现代社会的竞争日趋激烈，人们的生活节奏越来越快，在这种情况下，各种快餐在中国盛行，与之同行的各种疾病：胃炎、胃溃疡、肥胖、味觉功能障碍等越来越多。而国际上正在放慢生活节奏，尤其是进食速度，缓慢进食能够帮助人们减轻体重、延缓衰老。

我们都知道，慢性病的爆发和现代人不良的生活方式之间关系密切，快节奏生活、紧张的工作、压力过大会加重慢性病的发生率。身心和谐是健康的基础，情绪活动为心理因素中对健康影响较大的部分。长期快节奏容易引发疲劳，稍不注意，工作效率、生活质量都会下降，甚至引发各种身心疾病。

将生活的节奏慢下来，重视自己的身心平衡，这是种健康的生活态度、心态，会让我们的身体更加健康。一个人长期处在紧张的氛围之中，身体就会习惯这种状况，紧张消失会让身体觉得反常，肾上腺素迅速减少，器官失控，引发各种疾病。这就是为什么现代人常常会在度假的时候病倒了，有的人在工作的时候身体还算健康，可是到了退休、回家修养的时候却突发心肌梗死而亡。

将生活节奏放慢，是一种循序渐进改善生活的方法，对于身体健康非常有益，将生活节奏放慢，压力就会降低，身体活动都会恢复至正常状态，还可以避免体能过分消耗。当我们处在放松状态时，新陈代谢速度会慢下来，这就说明我们体内产生的自由基也在减少，这种不稳定氧分子会加速人体衰老。

在此还要给大家解释一下运动中的误区，虽然说“生命在于运动”这句话没错，但是强度过高、密集的运动对于身体健康不利，会让我们更加疲惫。我们运动的真正目的是让自己的身体更加健康，适量运动有益健康，可以延年益寿；过量运动不但不能放松身体，还会对身体产生伤害。

老年朋友应当选择强度较小、节奏较慢的运动项目，不但能够消除身体疲劳，还可以抚慰身心、缓解身心压力。平时可练习太极拳，出去散散步、钓钓鱼等。这些运动非常适合长期练习，而且动作缓慢，对身体无害。现在国内很多地方都能够看到“大胖子”，这和中国人饮食过快有着一定的关系。我们感觉到肚子饿，主要是因为血糖低于正常水平，将这个信息反馈至大脑，提醒我们该吃食物了。吃进去的食物通过胃肠消化吸收，到血糖水平上升大概需要半小时左右，饱腹信号传至大脑需要 29 分钟左右的时间。所以，吃饭的时候，我们一定要细嚼慢咽，尽量将吃饭时间延长，以免进食过量，引发、加重肥胖。体型偏胖者大都伴随着消化系统疾病，如果进食过快，容易导致消化不良，加重胃肠负担，不但不能很好地吸收营养，还可能罹患胃肠疾病，影响食物吸收。

通过上面的介绍，我们也能看出，生活节奏太快，对于身体健康是不利的。那么如何将生活的速度慢下来呢？实际上，这个“慢”的过程的关键是让心态平静下来，有句话说得好：“心静自然凉。”心静下来，头脑才能清醒，做事之前就会考虑一下后果。

将生活慢下来，你将会拥有快乐的生活和健康的身体，获得身心健康，何乐而不为呢？

顺应生物钟，离健康更进一步

我们都知道，睡眠是人的一生之中不可或缺的，通常情况下，我们每天都应保持8小时以上睡眠时间，同时保证高质量睡眠。若睡眠时间不足、睡眠质量差，就会对大脑产生负面影响，大脑处在疲劳状态，甚至影响大脑功能。

如果晚上由于应酬、聚会等睡眠不足，或因为思虑过多等导致睡眠质量差，可以在中午小睡片刻，以提升精神头。

一日之中，清晨太阳升起，太阳在上午逐渐升高时，自然界的阴阳为阳长阴消，阳气逐渐增多。此时应当以动养为主，因为动能生阳，尤其对于阳气虚的人来说，此时养阳比其他时段效果更佳。

下午到傍晚的时候，太阳会逐渐降落，此时自然界中的阴气开始增加，应当利用天时开始静养，因为静能生阴，尤其对于阴虚者来说，此时最适合养阴。也就是说，我们顺应大自然的规律，顺应生物钟，就能够达到非常好的养生目的。

如果一个人打乱了自己的生物钟，身体内的激素分泌量就会紊乱，进而导致神经紊乱。如果可以顺应人体生物钟养生，时间久了，就能够感受到顺应生物钟对身体健康的好处。

若白天工作的时候不打瞌睡，晚上睡觉的时候不起夜，上床的时候能够迅速入眠，那么说明你的生物钟很正常，身体健康。

我们每个人都有自己的生物钟，若长时间有悖于生物钟生活，原本的生物钟就会紊乱。所以，应当尽可能顺应我们人体内部的生物钟规律去养生。

生活中，我们有时可能会产生出这样的感觉：全身懒洋洋的，身体有重重的感觉，有时精力旺盛、身轻如燕。一个人为什么会产生出这两种迥然不同的现象呢？实际上，这就是我们体内生物钟节律“捣的鬼”。

生物钟就像我们人体中的无形时钟，每个人的生物钟节律都是不同的，但生物钟的总体规律一致。那么，我们如何根据生物钟规律来养生呢？

（1）上午 8：00～11：00，这段时间我们可以进行写作、思考等事宜，将一天中最为艰巨的任务放到此时完成。

（2）上午 11：00～12：00，这段时间人的头脑最清醒，可用来解决一些问题，或是做出复杂决策。

（3）12：00～14：00，会出现困乏，最好午休片刻。

（4）14：00～16：00，这段时间为一天之中情绪最佳的时间段，适合进商业社会活动。（5）16：00～17：00，此时思维开始活跃，可将一天之中最为重要的活动放到这个时候做，并且此时为长期记忆的最佳时间段。（6）17：00～19：00，此时人体体温最高，可做些体育运动，利于夜间顺利入眠，提高睡眠质量。（7）19：00～22：00，此时可讨论些较为严肃的话题，或者进行适宜学习。（8）22：00～24：00，此时应当准备休息，进入深度睡眠状态，让各个脏器都能够放松下来。

第三辑

饮食保健篇

合理膳食，健康也能吃出来

口不择食，害五脏伤六腑

在我们每一个人的生活习惯当中，最简单、最常用、最不容易被人们忘记的，可能就要算是吃饭了，而这也是生化人体气血最为根本的途径。

可是，就是这样一个非常简单的过程，我们很多人还是会弄错。原因非常明显，因为食物也是有针对性的，它适合这类人，自然就不会适合那一类人。比如患有糖尿病的人是不能够吃甜食的，但是低血压的人则可以适当吃一些甜食。

正和人有着自己的气血和体质分类一样，食物也是有自己的个性的，中医称为“四气”，即寒、凉、温、热四性。《本草纲目》中记载：“春食凉，夏食寒，以养阳；秋食温，冬食热，以养阴”。由此可见，食物四性在阴阳调和方面起着非常重要的作用。

寒凉性质的东西一般都是滋阴、降火清热的，主要是泻的功能。而对于温热的食物而言，一般都是温阳、去寒、补虚的作用。

同样的道理，我们的人体当中也有四种区分，即寒、热、虚、实。因此，我们在选择食物的时候，就必须要选择可以和自己的体质相互补充的食物。

例如，一个人体质是寒性的，那么他是四肢冰凉、闹肚子，所以这类体质的人是不能够吃凉性食物的，否则会导致体质更寒，症状更加严重，而应该选择温补类的食物，在吃东西的时候也尽量避免生吃、冷吃，最好要“热不烫唇”。

同样的，经常面色发红的热体质者，主要表现是手足发热、便秘，所以在这个时候就不要再吃热性的东西了，而应该吃一些偏寒凉的东西，食物的温度也不要过高，这样才能够中和体内的燥热之气。

虚性体质有阴虚、阳虚、气虚和血虚等不同类型。阴虚体质者应该注重滋阴润燥，建议多吃一些凉性食物，少吃热性食物。阳虚体质者主要表现是四肢冰凉，因此应该常食温补阳气类食品，比如韭菜、羊肉、虾、胡桃肉、杜仲等。如果是实性体质，饮食则应该选择萝卜、芹菜、苦瓜、杏仁等具有清泻作用的食物，而且这类食物往往都是凉性的。

另外，我们还必须要了解食物的归经和五蹀之气，只有这样才能够真正会吃。那么，到底什么是归经呢？简单而言，赤小豆、西瓜等都归于心经，具有养心安神的功效；白萝卜、胡萝卜、芹菜、生姜、大葱等归肺经，能够益肺解表；小米、大米等归于脾经，具有健脾益胃的功效；西红柿、樱桃等归肝经，对于肝脏非常有好处；桑葚、黑芝麻、枸杞子等归肾经，对于肾脏有一定的帮助。

相信看到这里，你就明白了，所谓的归经，其实就是指食物在进入人体之后的去向。换句话说，就是食物到底对哪一个脏器起到了作用。那么，食物归哪一经，到底是由什么决定的呢？答案是味道。当然，在这里就要涉及食物的五味，即酸、甜、苦、辣、咸，而这五味也分别对应了五个脏腑。

酸入肝经，吃酸味的食品可以有效增强肝脏的功能，而且还能够提高钙、磷等元素的吸收。酸具有解毒、收涩、固涩的作用，非常适合虚证多汗、泄泻、尿频、遗精等症。除此之外，适当的酸味饮食还可以起到促进食欲、健脾开胃的功效。但是需要提醒大家的是，千万不要在春季吃酸味食品，由于春季是肝气最盛的时候，在这个时候还去补肝，很容易导致肝气过旺。

甜入脾经，具有甘甜味道的食品有补益、和中气、缓急的作用，而且还能够补养气血、调和脾胃、缓解疼痛、解除毒素等。当我们的脾胃出现了问题，比如大便稀溏、消化不良等，就可以多吃一些甜味的食物。因为脾主肌肉，脾虚，气血生化不利，肌肉就没有办法得到补养，那么就很可能会出现四肢无力的症状。相信很多人都有过这样的感觉，就是在自己体力不支或者是肚子很饿的时候，只需要吃一块糖或者一块巧克力，就可以让身体重新恢复能量。

苦入心经，中医认为，夏季要多吃一些苦味的东西，因为苦味的食物具有清热解毒、泻火通便、益肾利尿的作用。夏季属火，这个时候心阳太盛，非常容易耗伤心血，心火上窜。因此，我们在夏季是非常容易出现头晕目眩、心悸等，而这些都是因为心阴虚所致的。而苦味的食物可以祛火，并且恰好对应着心脏。

辣入肺经，具有发散、行气、活血、祛风散寒、解表止痛的作用。而且对于气血阻滞、腹部清冷等病症具有非常好的调节作用，我发现很多女性因为气滞血淤而导致的月经不调、经痛等，这个时候就可以多吃一些辣味食物，症状会得到明显的缓解。

咸入肾经，具有软坚、散结、泻下的作用，特别是对于燥气、气机郁结导致的便秘效果显著。而且在夏季出汗过多，或者是在呕吐、腹泻之后适当饮用一些淡盐水，都可以有效预防体内微量元素的缺乏。

既然五味都已经有了归经，自然也就存在着和五脏之间的排斥作用。我们在选择食物的时候，必须要避开对自己有害的食物。《灵枢·五味篇》强调“五禁：肝病禁辛，心病禁咸，脾病禁酸，肾病禁甘，肺病禁苦”，这句话的意思是说，肝脏不好的人要少吃辛辣之物，心脏不好的人不能吃得太咸，脾胃不好的人不能吃酸味食品，肾功能不完善的人不要吃甜食，肺脏上有病的患者不要吃苦味的食物。

其实，关于食物的学问非常多，例如，食物的五色对于五脏也有着影响，白色食物利肺，黑色食物利肾，红色食物利心，黄色食物利脾，青色食物利肝等。

总而言之，食物和药物一样，都能够决定人的身体健康与否，因此才有了“药补不如食补”的说法。所以，我们切忌胡乱饮食，以免进一步伤害五脏。

饮酒无度，大伤肝气

如果是过量饮酒，对于我们的身体伤害是非常大的。而且中医也已经证明，长期大量饮酒，肝脏受到的影响是巨大的。其中最为常见的损害就是酒精性肝损伤、酒精性脂肪肝，如果不能够及时进行调理，甚至还会有演变成为肝纤维化、肝硬化的危险。

当酒精进入到我们的身体之后，90% 以上都是需要通过肝脏进行代谢的，而且代谢产物及其所引起的肝细胞代谢紊乱，则是导致酒精性肝损伤的主要原因。

根据研究发现，正常人平均每天饮用 40～80 克的酒精，而等到 10 年之后，就可能会发生酒精性肝病变。假如平均每日 160 克，那么 8～10 年就有可能会出现肝硬化。

大家都知道，肝脏是人体当中最主要的代谢器官，人体内的各种营养物质的转化合成都必须要经过肝脏完成。而且，各种各样的毒素也必须要经过肝脏来排解。

少量喝酒，酒精在通过了肝脏的解毒代谢之后，就会被肝组织处理掉，从而变成无毒的物质排出体外。假如是长期大量饮酒，那么酒精的代谢产物乙醛对肝细胞的毒性作用就将是非常大的。

乙醛比乙醇对肝脏的伤害更大，更具有毒性，如果过量蓄积，就会损害肝细胞，从而让肝细胞发生反复的脂肪变性、坏死，非常容易出现脂肪肝、酒精性肝炎和肝硬化。

而且在大多数情况下，人们并不知道自己的肝脏已经受到了严重的损伤，一旦等到症状明显之后，比如肝区疼痛、全身无力、消化不良、食欲不振、恶心呕吐、腹胀腹泻等，到医院一检查，基本上都是肝功能异常，比如转氨酶升高等。

除此之外，酒精还会对我们的大脑、心脏、中枢神经系统、胃以及口腔咽部等消化道造成损害。酒精可以让男性的精子质量下降；对于妊娠期的妇女，即使是少量的酒精，也有可能会造成未出生的婴儿发生身体缺陷的危险性显著增高。

知道了过量饮酒的害处，那么，为了肝脏健康，长期过量饮酒的人则应该尽量减少饮酒量。其实，适量饮酒对于我们的身体来说是有一定好处的。饮酒必须要养成良好的习惯。第一就是要掌握好量，男性每天的饮酒量应该小于 40 克（酒精），女性则应该小于 20 克，这就是人体饮酒的“基本安全量”。

在这里，我给大家推荐一种计算酒精量的方法，就是把饮酒的量乘以酒的度数，再乘上酒的比重0.8。举例而言，饮酒量是250克，酒的度数为50度，那么饮入的酒精量就是：250×50%×0.8 = 100克。

除此之外，还有一些小方法也可以让你在喝酒的同时保护肝脏。例如，当你在进行饮酒的时候，可以吃一些醋拌蔬菜或者水果，这是因为醋可以起对酒精到中和作用，而且水果中当中的糖分又能加速酒精在体内消耗。与此同时，蔬菜和水果都可以有效补充维生素C、维生素E和微量元素硒等重要的抗氧化剂，也能够减轻酒精对肝脏的毒害。

另外，平时也可以在饮酒前后多饮用一些对肝脏具有保护作用的保健茶，比如养生健肝茶等。养生健肝茶主要是由绞股蓝、溪黄草、柴胡、灵芝、枸杞子、猪苓、甘草等中草药组成的，可以有效促进肝细胞的再生，全面加强肝脏脂质代谢，促使脂肪分解，从而有效预防脂肪肝的形成，养肝、护肝、养生保健的作用十分显著。

脂肪过高损健康，摄入一定要适量

随着社会的进步、生活水平的提高，肥胖症、糖尿病、高脂血症等现代“富裕病”的出现概率也越来越高，不少饮食专家都提倡低脂饮食，减少脂肪摄入和加大碳水化合物的摄入。脂肪对身体一点益处都没有吗？如何将脂肪的危害降低到最少呢？加拿大营养学专家乌度·伊拉斯谟经过多年的研究，在这一领域成就非凡。他指出，现代人对于脂肪的问题并非是摄入量过多或过少，关键问题是摄入了有毒脂肪而干扰了健康脂肪的摄入。

1. 现代人并非是摄入过多的脂肪

伊拉斯谟认为：“现代人不是脂肪摄入太多，而是太少。”为什么会得出这种结论呢？伊拉斯谟认为，在西方，脂肪和饮食之间最主要的两个关键性的问题：方便性和储存性。现代人为了让自己生活更加的便利，以健康为代价，增长了食物的储存期。人们总是将所有问题归咎于食物的脂肪上，实际上应该将错误归咎于为便利而阻碍了健康的脂肪的贮存加工过程。

从另外一个角度而言，西方的肥胖症并非是脂肪的问题。多年前，美国的食物金字塔早已经将碳水化合物放在最底层的位置，脂肪放在最小的层面。伊拉斯谟认为因此造成了一个恶性循环：人体摄入过量的碳水化合物之后，身体就会逐渐转化为脂肪，燃烧脂肪过程停止。此时造成了血糖增高，人们会出现饥饿感，对于不少人而言，那些快餐食物就是“解饱”最佳的方式。碳水化合物本身并不是有害的，有害的是过多摄入，应该鼓励大家尽量多吃带纤维的碳水化合物，以脂肪补充能量的缺乏，而并非靠补充脂肪，再提供能量。

2. 小心油炸食品

伊拉斯谟还指出，食品油是一种不稳定的食物，处理不妥当就会危害健康，脂肪和癌症也与其有很大的联系。研究发现，经过油炸的脂肪就会出现动脉硬化。经过高温加热的油品，化学结构会发生改变，对人体有危害。人体食用后，毒素会进入进细胞核心，破坏遗传物质，导致基因突变而出现癌细胞。

另外，从种子当中提炼出的油脂容易被高温以及氧气破坏，加工过程中的“氢化作用”（现代食品油的提炼过程），就是一个“制毒”过程。这些有毒脂肪酸都会引发一系列的病变，比如增加脂蛋白水平，导致心脑血管出现问题；降低睾酮，降低精子质量，影响到男性正常的生育能力；妨碍胰岛素功能，从而影响脂肪细胞的运作方式，增加血小板浓度等等。

3．“好脂肪”之中必须具有两种必要脂肪酸

“坏脂肪”是指经过油炸或者其他方式制成的脂肪。那么，那些符合我们身体需要的“好脂肪”是什么样的？伊拉斯指出，“好脂肪”之中含有两种身体必需的氨基酸（人体是不能自己制造的，必须来源于食物）的脂肪：亚麻酸（Omega-3）和亚油酸（Omega-6）。但是这两种脂肪酸非常容易受到氧气、高温以及光线的破坏，因此，好的食用油的加工过程必须要超过55度以上，无化学处理，最好是在玻璃器皿之中进行储存，要避光，封闭好，以免氧化。总的来说，用越原始方法压榨出的油，营养价值越高。

伊拉斯谟指出，亚麻酸（Omega-3）和亚油酸（Omega-6）这两种人体必需的脂肪酸能够促进能量产生，让我们的身体获得充足的营养；帮助肾脏将多余的水分排出体外，过多水分是人体肥胖的主要原因；降低血脂，防止不正常的胆固醇在血管内的堆积；辅助制造前列腺素，血小板不会因为积累而变得黏稠；预防血栓，以免中风和心脏病的发作；对皮肤、头发和指甲扮演非常重要，在表层形成一层保护层，以防水分流失；缓解衰老，即使进入花甲之年，皮肤仍可以保持光洁，没有老年斑；提高大脑的运作功能。研究还表明，亚麻酸（Omega-3）可有助于培养积极情绪，降低悲痛情绪，必需脂肪酸可以很好地预防阿尔茨海默病的发生。

总的来说，我们饮食结构当中有脂肪、蛋白质、纤维和维生素。在脂肪之中，必须要避免反式脂肪酸的摄入。需要注意的是，我们身体之中的众多营养素，对温度有特殊要求的只有脂肪，最容易氧化。蛋白和纤维在

炸煎时并不会受到破坏。含必需脂肪酸的食物很多，动植物当中都有，比如鱼、蛋、木耳、蔬菜、肉类、谷物、豆类和植物种子油等等。

4. 平衡必需脂肪酸比例是重中之重

他还提出，每日饮食中，亚麻酸（Omega-3）和亚麻油（Omega-6）的比例是至关重要的。根据大量的实验证明，亚麻酸（Omega-3）摄取过多也会对人体造成一定的副作用。长期摄取过量的亚麻酸，会阻止亚油酸（Omega-6）的吸收。就会出现亚麻油（Omega-6）缺乏症，症状包括皮肤无弹性、干燥、起皮等。

但大多情况下，人们摄取了适量脂肪，也会忽略了亚麻酸（Omega-3）的摄入，而是摄取过量的亚麻油（Omega-6）。在北美，根据调查，1400人中只有1的人摄取足够的亚麻酸（Omega-3）。那些感觉劳累、不做饭、爱吃油炸食品、长期节食减肥、体力差、患有慢性疾病的人，都是油脂摄入不平衡引起的。伊拉斯谟提出最恰当的亚麻酸（Omega-3）、亚麻油（Omega-6）、脂肪酸（Omega-9）的平衡补充比例为2 ∶ 1 ∶ 1。他建议将橄榄油和亚麻酸（Omega-3）油或者采用平衡配方油混合食用，同时在餐桌上保证亚麻酸（Omega-3）和亚油酸（Omega-6）的摄入量。

浓茶解酒，害肾不浅

很多男性朋友都喜欢饮酒，特别是在夏季，喝一杯冰镇啤酒，身体马上就会清爽很多。酒是粮食酿造的，其中含有蛋白质、维生素、无机盐等营养物质。所以，适量饮酒对身体有益，可以缓解疲乏、增加胆量、促进血液循环、增进感情等。所以，在亲朋相聚时、在烧烤摊位上、在答谢他人时，我们都会看到酒的身影。但是，如果有人喝多了，用浓茶来醒酒，那就会对身体造成很大的伤害。

这一事实在明朝李时珍所著的《本草纲目》中就有详细的记载："酒后饮茶伤肾，腰腿坠重，膀胱冷痛，兼患痰饮水肿、消渴挛痛之疾。"也就是说，用浓茶给喝醉酒的人解酒，会导致其出现腰腿疼痛、膀胱冷痛的症状，甚至还会诱发痰饮水肿、消渴挛痛等病，这样会伤害肾脏。这是因为酒中含酒精，酒精在进入人体后会在肝脏部位进行代谢，经过氧化酶的作用氧化成乙醛，然后再氧化成乙酸，乙酸再经过氧化成为二氧化碳和水，然后从肾脏和肺部排出体外。而茶中含有大量的茶碱，茶碱可以促进排尿，浓茶中含有的茶碱更多，也就是说利尿的效果更好，如果在饮酒后用浓茶解酒，就会使还未来得及分解的乙醛进入肾脏，而乙醛会对泌尿系统产生很严重的不良影响。

医学研究还表示，酒精在进入人体后会刺激心血管，而浓茶也可以增强心脏的兴奋性，喝完酒再喝茶，对心脏的刺激就更大了。对于心脏功能不好的人来说，对身体健康危害就显而易见了。酒可以使人兴奋起来，还会导致血流加速、血管扩张，如果大量饮酒后再饮浓茶，很有可能会导致血管破裂。

既然用浓茶解酒是错误的做法，我们喝多了，应该怎样解酒呢？现在就给大家介绍几种解酒的好方法。

1. 用醋解酒

在酒后适量喝一些醋，可以减轻酒精对人体的伤害。因为醋在进入人体后，会与酒精发生化学反应，生成乙酸乙酯和水。在喝醉后马上喝些食醋，或在食醋中放入一些红糖，可以起到很好的解酒效果。

2. 用萝卜解酒

喝醉后可以食用一些生萝卜；或将生萝卜榨汁，调入红糖饮用；还可以将萝卜籽煎成汤饮用；或者将生萝卜切成丝，放些白糖和食醋，搅拌均匀后食用，不仅有清爽的口感，还可以起到很好的解酒效果。

3. 用水果解酒

喝醉酒后，吃些新鲜的水果可以起到很好的解酒效果，比如吃些香蕉、柚子、番茄、枇杷等，都具有良好的解酒功效，特别是桑葚，解酒效果更是令人惊叹。桑葚最好是新鲜的，如果没有，可以购买一些干桑葚，放入锅中和水煎制，饮用时放些糖。

4. 用蜂蜜减轻酒后头痛

如果在喝酒后感觉头痛，那就可以喝一些蜂蜜水。这是因为蜂蜜中含有大量的果糖，这是很多水果中都没有的，这种成分能加快酒精在人体内的分解和吸收。所以，在酒后喝些蜂蜜水，可以尽快醒酒，并减轻饮酒后所出现的头痛症状。如果有酒后头痛史，可以在喝酒前和喝酒后分别吃50克蜂蜜，这样就可以避免酒后出现头痛的症状了。

不同体质适合不同食物

中医将人的体质分为七种：平和质、痰湿质、阳虚质、气虚质、阴虚质、湿热质、阳热质。

1. 平和质

此类人身材较为匀称、健壮有力、精力充沛、目光精神。养生原则是调和阴阳，畅通气血，促进新陈代谢。在饮食上没有过多禁忌。

2. 痰湿质

此类人多腰部脂肪缀满、肢体沉重，调养主要以疏肝理气为主。饮食上宜食具有健胃、行气、活血之物，如玫瑰花、陈皮、山楂、茉莉花等。

3. 阳虚质

此类人比较怕冷，肢体不温，经常会感觉到背部与关节处寒冷。调养应以温补脾肾、运动健身为主，应该吃温热类的食物，比如龙眼、荔枝、羊肉等。

4. 气虚质

此类人肌肉松软、四肢倦怠、不喜运动。治疗上主要以补益肾脾为主，更要慎避风邪。饮食上应该吃平和、偏温之物，如龙眼肉、山药、莲子等。

5. 阴虚质

此类人多为瘦小或为瘦长型身材，最是怕热，手足心热，皮肤偏干或偏油。养生原则是降火养阴、镇静安神，以饮食调理、心神调养为主。饮食上最不适合吃温燥、香浓、辛辣的食物，宜食清润之物，如梨、葡萄、黄瓜、苦瓜等。

6. 湿热质此类人肤色多偏黄，有“浊”而不清爽的感觉。调养应该以祛湿健脾、利胆疏肝为主。饮食上应该吃清淡去湿的食物，如绿豆、苦瓜、冬瓜、薏米、海带等。

7. 阳热质

此类人体格壮硕、面色红润、声高气粗。调养上主要以滋阴养阴为主。饮食上宜多食水果蔬菜，尤其是苦瓜、黄瓜、梨、西瓜、苹果、冰糖等。

痛风——吃出来的“富贵病”

我的朋友王先生因为脚踝关节突然发红、肿胀，并伴随强烈的疼痛感到医院就诊，经医生诊断，他患上了痛风。痛风多出现在体型肥胖的中老年男性以及产后绝经的妇女身上，并且伴随着经济的发展以及生活方式的改变，其患病率逐年上升。

1. 痛风最主要的表现就是红、肿、痛

痛风也被称之为“高尿酸血症”，是关节炎病的一种。痛风是指人体内的嘌呤物质的新陈代谢出现紊乱情况，尿酸之中合成数量增加或者是排出来量减少，也就导致了高尿酸血症。血尿酸浓度到一定程度的时候，尿酸就会以钠盐的结晶在关节、软骨和肾脏中，会导致组织性异物排异反应，即痛风。

临床表现为急性关节炎反复发作、高尿酸血症、慢性关节炎、痛风石形成和关节畸形，以及在病程后期出现肾尿酸结石和痛风性肾实质病变。痛风情况会在身体各个部位出现，发病时关节会感到剧烈疼痛，但是疼痛经过一段后，就会消除，如风一样来得快去得也快，所以叫“痛风”。急性痛风部位常出现肿、红、热、剧烈疼痛，发作时间大多在子夜，很多人都是在梦中痛醒。

2. 高嘌呤饮食是主因

根据研究发现，引起痛风的主要原因有两个，一是原发性的，指基因缺陷导致自身尿酸分解下降；二是继发因素，与患者食用高嘌呤的食物有

关，即摄入了酒、过量的海鲜、大豆制品、动物内脏等富含嘌呤的食物，而在人体新陈代谢之中，身体未能将嘌呤进一步代谢成为能够经肾脏由尿液排出一类排泄物。血中尿酸浓度达到一定的程度，这些物质就会形成结晶体，积存于软组织中，如果是由于其他原因导致软组织如关节膜或肌腱里的尿酸结晶释出，也就会出现免疫系统遭到破坏导致的炎症。

同时，需要提醒大家，肾功能受损，导致尿酸排出身体的量减少、尿酸堆积，也是痛风的重要原因；天气变化也会引发痛风，由于天气变化，特别是天气骤然下降，导致溶解度下降，易析出结晶，进而引发痛风发作。

3. 减肥运动防痛风

痛风对于人体造成巨大的伤害，不仅会引发疼痛，还会引发高血压、糖尿病、肾机能障碍等并发症。医学家提醒大家，预防痛风发生的最佳方式就是降低嘌呤饮食，建议大家减少海鲜、酒、动物内脏的摄入量，一旦摄入高嘌呤的食物后，必须增加饮水量，这样能够帮助将尿酸排出体外。

对于肥胖的人，需要降低自身脂肪、增加有氧运动，平时应该重视正常的健康体检。一旦痛风急性发作，就应该多喝水、注意饮食，特别是防寒保暖，并应该及时到医院进行诊治。

痛风患者在饮食方面要注意以下几点。

（1）应该及时控制总热量的摄入：而且要控制每天总热量的摄入，少吃碳水化合物。此外，应该减少蜂蜜、蔗糖的摄入，因为这些食物中果糖含量较高，会加速尿酸生成。嫩扁豆、青蚕豆、鲜豌豆都有较高的嘌呤量，食用也要适量。

（2）必须注意蛋白质的摄入量：多选用牛奶、奶酪、脱脂奶粉和蛋类，嘌呤量较少；尽量少吃家禽、肉类，如果想吃，最好是煮汤。这是因为嘌呤容易溶于水，可以有效降低其含量。豆制品之中含有较丰富的蛋白质所以痛风患者不宜过多食用，黄豆、豆腐、豆干等都是禁忌食物。

（3）限制嘌呤摄入：嘌呤就是细胞核之中的一种物质，只要有细胞的食物就有嘌呤，动物性食品之中这种食物是最多的。要避免或禁食动物内脏、虾蟹、海藻类、肉汤、食用菌类、沙丁鱼、豆类及啤酒等食物。

（4）多吃碱性食品：如水果（青梅、柠檬）、马铃薯等，可以降低血液以及尿酸中的酸度。西瓜和冬瓜不仅属于碱性食品，而且十分有利于痛风患者。建议大家多食用发面面食放碱的粥类，因为其中碱性物质可以将身体中的酸性物质排出，保护肾脏。

（5）多喝水，保持尿路畅通：平时不妨多喝一些白开水、矿泉水、汽水和果汁等促进你尿酸排出体外，不适合喝浓茶。

（6）限制盐的摄入：每日食用盐量不可多于 5 克。

清淡食物，有效预防高血压

高血压被列入“富贵病”之一，意思就是说高血压和饮食过营养化之间有着密切的关系。为了降血压，一定要保持饮食的清淡。有些高血压患者一听到“清淡”二字就头疼，在他们看来，清淡无非是清汤寡水、菜叶一堆，和“美味”是挂不上钩的。实际上，清淡饮食也是可以做成美味的，关键看你能否充分利用起厨房中的食材。

1. 用高汤调味

高汤主要包括蔬菜汤、鸡骨汤等，营养丰富，味道鲜美。用高汤蒸煮食物，不但能够让菜肴变得美味可口，还能够增加菜肴的营养价值。

2. 利用浓味食材芝麻、花生、紫菜等食材香味浓厚，可增添菜肴香气

如果将上述食材切碎后放到汤羹之中，或者在做拌菜时当作调料加入一些，能够增加菜肴香味。

3. 天然食物酸

可以用柠檬、柚子等水果里面的酸味为烤鱼等菜肴调味，不但能够代替酱油、盐，还能够为人体补充维生素，这样烹饪出的菜肴风味独特。用这些酸味做凉拌菜也是非常好的。

4. 荤素搭配

实际上，让高血压患者长期和“和尚饭”打交道并不科学，不但患者本人觉得清淡无味，患者的身体也会缺乏一些营养素。荤素搭配不但能够丰富菜肴，还能够增强菜肴营养，可谓色香味俱全。比如，做汤羹的时候可加入适量肉末或海米，味道是非常不错的。

5. 掌握火候

有些食物烹饪过嫩会有生味，不易入口，但是烹饪时间过久又会变老，吃起来毫无鲜嫩之感。因此，如果想要让高血压患者的饮食变得更丰盛、更合胃口，应当控制烹调时的火候。

6. 豆制品代替肉类高血压患者不宜过量食用肉类，饮食宜清淡。但是多数高血压患者肥胖，喜食肉类，看到肉的时候很难控制住自己，不妨到市场中买些素肉（豆制品），味道类似肉类，高血压患者嘴馋的时候可以吃些素肉解馋，不但不会引发高血压，还能够为人体补充足量蛋白质，可谓一举两得。

当然，也不是说将营养降下去就能够预防高血压，血压就能平稳。预防高血压应重视自身微量营养素营养状况，可通过增强血管弹性、韧性、通透性达到降压的目的，这样能够让血管更加年轻，让血压恢复至正常水平。其中，B 族维生素、维生素 C、微量元素对于高血压的预防来说最为重要。

研究发现，B 族维生素能够改善脂质代谢，保护血管结构和功能。每天补充适量 B 族维生素或摄入 B 族维生素含量较高的食物，对于高血压的预防是有帮助的。富含维生素 B1 的食物包括：小麦胚芽、大豆、黑米、鸡肝、胚芽米等。维生素 B1 不能在体内储存，因此要每天补充。富含维生素 B2 的食物包括：香菇、牛肝、鸡肝、奶酪等。富含维生素 B6、维生素 B12 的食物包括：酵母、豆类、蛋黄、坚果类、奶酪等。

维生素 C 能够保护动脉血管内皮细胞，防止体内有害物质损害。对于老年高血压患者，血液维生素 C 最高者，血压最低。维生素 C 含量丰富的食物包括：油菜、橘子、大枣、番茄、芹菜叶、莴笋叶等。所以，多吃些此类新鲜果蔬，对于高血压的防治来说是有好处的。

微量元素锌、铁、镁、镍、钴、铬能够调节血液酸碱度，让血液保持弱碱性；钼、钛、钒、硒、镁能够增强血管韧性、弹性、通透性；钒具有降低胆固醇和血脂之功。

研究表明，患者每天摄入镁 480 毫克，血压平均下降 4 毫米汞柱，因为镁元素能够松弛血管内壁。富含镁的食物包括：鱼、麦芽、菠菜和某些谷物。

铁元素能够抑制有毒害作用的元素升高血压，还能维持血液酸碱平衡。并且，铁元素还能合成血红蛋白，帮助人体输送氧气、携带排出二氧化碳。研究发现，老年高血压患者血浆铁低于正常水平，可以通过吃木耳、血豆腐等富含铁的食物改善，不但能够降压，还可以预防老年贫血。

防治冠心病，醋豆显作用

冠心病是心脑血管疾病的一种，这种病是多发生在老年人身上的缺血性心脏病，对生命造成了很大的威胁，日常生活中绝对不能忽视。早期冠心病的症状是心脏有紧压感、隐隐作痛，随着病情不断地恶化，到了后期发生冠状动脉严重狭窄的时候，就会非常频繁地出现心绞痛，严重者会出现心肌梗死。到了最严重的时候必须要进行冠状动脉支架手术，而且费用非常的昂贵。

张大爷是我曾经诊治过的一位冠心病患者，前几年因为胸闷被送入医院治疗，诊断出有冠心病。最开始的时候，医生给张大爷开了降脂药和阿司匹林，让他长期服用，防止心脏的冠状动脉进一步狭窄。但是张大爷的胃非常虚弱，吃了一段时间就感觉胃痛，医生估计是阿司匹林的副作用，于是换成了氯吡格雷。换药后，张大爷心口不再疼痛了，但是这个药十多块钱一粒，让大爷有些接受不来。

他吃了一段时间的药物，看心脏没什么事了，害怕多花钱，就停了药，结果没多长时间疾病就复发了，几年来住院吃药就花费了很多钱。张大爷不是退休职工，也没有参加医保，住院吃药都是自费，这令他非常苦恼，经人介绍，于是专门找到我。

我告诉张大爷，之前医生开的药物并没有问题，都是防治冠心病的常规药物。但是因为药物昂贵，张大爷根本负担不起，所以我建议他试一下醋豆的偏方，一日三餐作为菜肴食用，也能起到作用。

制作醋豆的方法极为简单，买一斤黑豆（或者黄豆），将杂质、坏豆去掉，晾洗干净，煮熟之后贮藏在一个玻璃罐子中；买1千克9度米醋，让醋完全淹没黑豆，将瓶口封严，半个月之后就可以食用了。如果没有黑豆，可以采用普通的黄豆，也具有同等的作用。

吃豆，特别是吃黑豆的历史非常悠久。在《本草纲目》当中曾经记载一位名叫李守愚的长者，他的养生秘诀就是早晨就水吞服生黑豆二七枚，谓之五脏谷，到老不衰。生吃黑豆是难以下咽的，将黑豆煮熟之后用醋腌制，口感、味道就好了很多。

醋泡黑豆能够防治冠心病，其中发挥重要作用的就是黑豆，具体原因有两个。

第一个原因是豆里含有异黄酮的成分。美国40～70岁女性的心血管疾病死亡率是日本同龄女性的8倍，因为美国人的饮食结构中很少含有异黄酮的食物，而日本人喜欢吃豆子，摄入的异黄酮成分能够高出美国人7倍。异黄酮成分帮助人体降低血脂，还能直接作用于血管平滑肌，有效抑制平滑肌的细胞增殖，避免动脉血管上的斑块进一步增大；能够起到与阿司匹林相似的作用，能抗血小板聚集，抑制血栓的形成。

大豆异黄酮对大动脉硬化基因还有调节、抑制的作用，由于其众多优点，临床中已经从大豆中提取异黄酮制成的药品豆苷元片，专门治疗冠心病。经过检测得出，豆类中黑豆与黄豆相比异黄酮含量更高，这就是为什么我们选择黑豆的原因了。

第二个原因是因为豆类当中有含量非常高的亚油酸、亚麻酸，这些都是不饱和脂肪酸，吃进人体之后与人体血液中的胆固醇结合，能够起到防治动脉硬化的作用。豆子用醋泡过之后，就可以提高人体内的不饱和脂肪酸的含量，所以保健作用更加的明显。

张大爷回去之后按照我的方法腌豆子，每日三餐都服用。一个月之后见到他，整个人精神矍铄，脸色非常红润、有光泽。

胃病还是食疗好

在我们的身体之中，胃是一个直接通过食物与外界接触的器官，尤其是因为外邪侵袭，从而患上各种胃病。但是需要感谢我们的祖先，他们已经将一些治疗疾病的药物渗透到我们食物当中，让我们不用去找大夫，也不用闻难闻的消毒水气味，就可以通过食物治疗我们的疾病。

在古代的时候，诗歌与当时的生活联系密切，白居易的诗连普通的村妇都能听懂，经过上千年的交流，许多医学常识都与我们的生活联系在一起，例如风寒感冒的时候喝生姜水、夏天解暑气喝绿豆汤等。

每次去广东办事情，那里的朋友都是非常的热情，又是早餐又是下午茶，还有夜宵之类的。每顿菜肴都与养生有关，每种食物都可有药理。但是让我记忆最深刻的是在正餐之前的汤品，这些汤或者饮品都会加入一些药材，比如黄芪、人参、枸杞子等，而且在喝汤以前都会听到“暖胃”“养胃”之类的话，让胃里非常的舒服。

胃处于我们身体的中焦，胃部喜欢温润，厌恶燥热。在吃饭以前喝一些汤，不但可以让胃温润起来，同时还有开胃的效果。而汤的营养，在空腹的时候是最易吸收的，所以南方所讲的“饭前汤”，是很有养生道理的。

广东有一道非常有名的汤叫作“老鸭汤”，具体的做法是：老鸭一只，加上丁香、黄酒、葱、姜等，在一个非常大瓦罐中蒸。经过老鸭汤店的时候，很远的地方就会闻到很香的气味。这道汤可以说是养胃佳品，老鸭汤不仅可以理气补虚、散寒养胃，还能通畅气血。经常喝老鸭汤的人，很少有得胃病的。在中医食疗当中，老鸭汤可以说是治疗慢性胃病的一种美味佳品。

在中医医学中，对于治疗胃病，由一个非常庞大的体系构成：有的人是因为上腹胃脘部位感到非常的不适，有的人因为下部胃部的不适，有人饭前不适、有人是饭后的疼痛，甚至恶心、呕吐等等。仔细的讲解，好几天都解释不完。

除了前面介绍的老鸭汤，还有一种叫作“羊肉大麦汤”的食物也对胃病有治疗效果。做法非常的简单，将羊肉和大麦按 3：1 的比例放入锅中煮熟，然后放入一些盐，美味可口的羊肉大麦汤就做好了。羊肉有和胃健脾的作用，而大麦益脾温胃，这两种食物都可以起到养胃的作用。将两种食材放在一起，能够很好地治疗胃病。一个患者就是每天喝羊肉大麦汤，将多年的老胃病治好了。

假若是因为得了胃病去看大夫，不同的大夫可能会开出不同的方子。这是为什么呢？因为不同的方药，针对病症的侧重是不一样的。比如因为胃部的郁热导致的胃脘疼痛，一般就会采用丹栀逍遥散治疗，并根据病情配合连翘、黄连、延胡索等，也有大夫可能会开薄荷、煨姜或胃舒片、三九胃泰等。即使是一个大夫对一个病人，每次的药方也不一定是一样的，这就是“辨证施治”。针对同一种因，也会采取不同的药物。

同样，治疗胃病的食疗方法也有很多，除了上面介绍的汤品，白胡椒烩羊肚、豆蔻馒头、萝卜饼、健胃粥等，也对胃脘性疼痛的胃炎有治疗作用。餐馆当中免费提供的大麦茶，也是温胃健脾不错的选择。

咳嗽以食疗，既好吃又治病

咳嗽是一种非常常见的疾病，我们都希望用最简单的方法，达到治愈疾病的效果。关于咳嗽，建议大家不要盲目服用止咳药，可以先通过食疗进行调理。我给大家推荐几款食疗方案：川贝雪梨盅、烘烤金橘、白萝卜饴。

说起咳嗽，我相信这个是除了感冒之外，大家最容易得的一种疾病。病因和表现也是不尽相同的，有的人是受凉，有的人是过敏，还有的人是偶尔咳嗽几声，甚至有的人是一咳嗽起来就无法控制，没完没了。

特别是到了季节交替的时候，很多朋友更容易出现咳嗽的情况。我身边的很多好友，也是一到换季的时候，就来向我来咨询如何能够快速治疗咳嗽。

其实，对于年轻人而言，咳嗽也没有什么大的问题，有的时候多喝一些白开水，或者是喝点止咳糖浆，不需要多长时间，咳嗽肯定会好。但是，对于老年人和小孩来说就比较麻烦了。因为很多老年人还伴随有其他疾病，不能够随便吃药，而很多小孩子因为怕苦，总是会抗拒吃药。所以，这一老一小的咳嗽就成为大问题。

所以，我一直建议大家能够通过食疗来解决咳嗽问题，接下来我就为大家相信介绍一下这些食疗方案的制作方法和饮食注意事项。

1. 川贝雪梨盅

先把去了皮和核的新鲜的雪梨加入川贝粉 3 克，用瓷碗盖好，之后再放在锅中隔水蒸软，稍微凉一些再食用。也可以把新鲜的雪梨去皮，剖开去核，再放入适量的冰糖，放入锅中隔水蒸软。

川贝味甘苦、性凉、入肺经，清热化痰、润肺散结。雪梨性寒凉，《本草通玄》称其“生者清六腑之热，熟者滋五脏之阴”，而且生食可以去实火，熟食可以去虚火，对于上火引起的咳嗽具有很好的调理功效。

2. 烘烤金橘

先把金橘放在火上烤，烤到橘皮变黑，之后放凉一些，再把皮剥掉，把烤好的橘子瓣挤成汁。如果家里有电烤箱，那么就更简单了，直接把金橘放入烤箱当中烤 15～20 分钟，之后再取出，剥皮取汁即可。

对于 3 岁以下的孩子，一次只需要吃一个金橘，一天吃两次，坚持三天左右咳嗽症状就会明显好转。相对于大一些的孩子，一次可以多吃一些，吃两三个是没有问题的。

记得前不久，我一个朋友的孩子感冒之后咳嗽不止，就是通过这样的方法，在吃了几天金橘之后，咳嗽就好了。

当然了，如果你对于烤金橘非常不习惯的话，也可以将金橘洗净，之后再用牙签戳三个洞，放入水中煮沸，之后再放入冰糖，使用小火熬烂，晾凉之后再食用，效果依旧是非常不错的。

3. 白萝卜饴

把白萝卜切成大小 1 厘米左右的小丁，之后再放入干燥、干净的容器当中，并且放满蜂蜜，盖紧；浸渍 3 天左右，此时白萝卜渗出来的水分就会和蜂蜜完全混合，可以一起放入冰箱保存；需要饮用的时候，每一次加入少许温开水，止咳的效果是非常好的。

如果临时想要喝，但是发现没有足够的时间浸渍，也不要担心。你可以把白萝卜磨碎，再加入相当于白萝卜三分之一量的蜂蜜拌匀，再加入温水饮用。

人们常说：“冬吃萝卜夏吃姜，不用医生开药方。”因此，如果你的身边有人经常咳嗽，不妨经常准备一些白萝卜饴。

也许很多朋友会问，你介绍了三种食疗方法，我感觉都很好，可是在我咳嗽的时候，到底应该选择哪一种更加合适的呢？其实，选择哪一种并没有什么特别的说法，只需要按照你自己的口味来进行选择即可，也就是人们常说的既好吃，又治病。大家想一想，这些好吃、好用又好做的佳肴就可以非常轻松地让咳嗽消失得无影无踪，我们何乐而不为呢！

现代生活的滋补佳品——豆浆

有一天下班，我刚刚到小区门口，就遇到了楼上的王大哥，他问我：“你有什么好的方法去火？”

“你怎么了，最近上火了？”

“前阵子，朋友为我买了大补的滋补品，让我定期服用，我还没有吃几天，就生口疮了，疼得厉害，我就糊涂了，这是滋补身体还是害了身体呀？”

“吃补药而上火是非常常见的事情，其实咱们在日常补养身体时，与其吃补药，还不如喝点天然的滋补品——豆浆，不仅是纯天然的，还营养健康，也没有必要担心上火。”

“真的呀，那我就多喝点豆浆了，也不用发愁上火了。”

在中国，豆浆是老少皆宜的饮品，原材料就是黄豆，豆浆的植物蛋白和磷脂的含量都是非常高的，所以一直被营养学家称之为“植物奶”。豆浆之中不仅含有蛋白质，还有丰富的矿物质，除了豆腐以外，豆浆的含钙量是最多的。从中医角度看，豆浆性味甘平，具有补虚清热、降压化痰的作用，特别适合那些营养不良、体虚无力的人群饮用。

对于大众而言，豆浆可谓是最好的滋补佳品。随着年龄的增长，身体各项机能都会出现退化，也就出现各种常见病，比如说高血压、高脂血症、阿尔茨海默病、动脉硬化等。如果每天早晨喝上一杯豆浆，就可以起到预防的作用。豆浆含有大量的大豆蛋白和大豆卵磷质，可以降低我们身体中蛋白质的含量，保持血液平衡，维持正常的新陈代谢，促进大脑功能的进一步提高。

对于女性来讲，豆浆也是难得的滋补佳品，美容养颜，为身体提供所需的营养，还能降低身体的脂肪含量，起到减肥的作用。豆浆之中含有丰富的维生素 B2，可以润泽头发、美白肌肤。另外，豆浆里面具有极其丰富的维生素 E，可以增加我们肌肤的光泽。如果长期坚持饮用豆浆，能够有效提高身体的免疫力、调节内分泌系统、改善更年期提前的情况。

我们已经了解了大豆对身体的好处之后，大家可能会想，喝豆浆是否需要区分时间？其实，每个季节都是可以饮用豆浆的，不同的季节对于人体的作用也是不同的。炎炎夏日，来一杯可口冰凉的冰豆浆，不仅可以消渴，还能起到解暑的作用；寒冷的冬天，可以喝上一杯热豆浆，既和胃，又驱寒；到了气候干燥的春秋季节，喝一杯豆浆之后，也能起到滋阴润燥的作用。如果觉得长期喝黄豆浆口味单调的话，可以根据自己的喜好，调制成不同口味的豆浆，比如说加一些花生、黑豆等食物，不仅能够增加口味，还极大地丰富了豆浆的营养价值。

在喝豆浆的时候，不能空腹饮用，这样极容易将豆浆营养转化为热量。另外，有些人为了调和豆浆的味道，可能会往里面放一些红糖，其实这种做法是不可取的，两者结合后，有机酸和蛋白质自然变成沉淀物，营养物质不能得到充分的吸收。

还有一点需要注意，不能饮用生豆浆，里面有一种胰蛋白酶抑制剂，饮用后会中毒，出现呕吐、腹泻、恶心、腹胀、腹痛等现象。

常吃醋，有好处

醋是餐桌上比较常见的调味品，不仅是因为众人都对醋味道的迷恋，更加是因为醋对人体有极大的养生功效。醋在中国古代就有着“治百病”之说，被誉为“百药之长”。下面我就为大家介绍一下醋的具体功效。

1. 消除疲劳

洗澡时，可以在澡盆之中加入少量的醋，沐浴之后让肌肉得到放松，消除疲劳，皮肤光洁。也能将身体之内多余的乳酸排出体外，让血管扩张、促进血液循环。

2. 美容护肤

还可以用加过醋的水清洗皮肤，让皮肤从醋中吸收更多的营养成分，从而起到松软皮肤、增强皮肤活力的作用。对于那些皮肤较为粗糙的人而言，可将醋与甘油以 5 ： 1 的比例，混合之后涂在脸上，坚持一个月的时间，容颜就会如水般细腻光滑，减少皱纹。在洗脸水中放一小汤匙的醋，洗完之后再用清水清洗，也有美容之效。

3. 告别金鱼眼

上班族如果晚上没有睡好觉或是熬了夜，第二天的眼睛就会红肿，不要担心，我给大家介绍一个非常简便的方法：在适量的牛奶中放入少许白醋调匀，用卫生棉球蘸抹，最好是在眼皮周围反复进行涂抹，用热毛巾盖住面部，每天 10 分钟，让你的眼睛恢复靓丽。

4. 开胃

夏天的闷热让很多人没有胃口进食，吃一些凉爽、带酸味的食物让人更有胃口吃饭。而醋也就是最常用的，如用醋及橄榄油制成热量较低的油醋沙拉酱，海鲜食品可以选择用醋、蒜末、辣椒末凉拌，或是用醋腌渍小黄瓜、苦瓜、莲藕，是夏季比较常用的开胃菜肴。营养师建议，让胃口不好的慢性病患者以及胃口不好的老人多吃一些醋，可以调节食欲、增加脾胃的消化功能。

5. 活血散结

临床上，有很多的药物都是经过药物炮制的，能够入肝疏肝、活血散结。如芫花、瓦楞子、荜拔、生铁落、三棱、莪术、代赭石、赤石脂、巴豆等，用醋浸、炒、煮、炙、煅后使用，能够降低或消除药物之中的毒性，改变其性能。

6. 止痒消肿

有一位大夫曾经用斑蝥十枚、米醋 500 克浸之，取汁外涂治神经性皮炎、皮肤瘙痒症。米醋热服可以祛蛔虫。以地榆一两，用醋煎服或失笑散各等分捣成末以醋和饮，是治疗孕妇崩漏的最佳方子。醋可以治疗宿痰，

《本草纲目》记载："治噎塞隔气，威灵仙一把，醋蜜各半碗，煎五分服之，吐出宿痰愈。"

7. 杀菌作用

在炎炎夏季，传染性肠道炎比较多，多吃点醋能够将肠道内的细菌杀灭；若长热疹，可用适量醋和大黄粉调制成糊状，涂于患处，可以消炎止疼、解毒消肿；若患手癣、脚癣、腹癣，最好是在患处涂抹白醋，有一定的疗效。另外，醋还有软化鱼骨刺、解酒、解辣的功能，常食醋有助于血管软化，对心脑血管疾病患者有益。

8. 防癌抗癌

目前，食醋能防癌、抗癌亦经过大量的科学研究得到证明。中国科学院曾对国内各食醋及其主、辅原料用原子吸收光谱等方法进行微测定，经过研究证明，醋对很多的细菌具有杀灭作用，能直接抵抗传染病病毒，可以抑制真菌、癌细胞的生长，还能抵御黄曲霉素的入侵。食醋之中具有一种特殊的酶，可以抑制镉和真菌的协同作用以及防止癌症的作用。另外，食醋中含有丰富的锌、铜、钴、钼等微量元素，也能抗击癌症。

9. 降血压

高血压是一种常见病，让不少人感到头疼，可以尝试一下"红衣醋花生"。取红衣的花生仁在醋中浸泡，时间为一周，每日睡前可以服用 3 粒，七天为一个疗程，即可回到正常血压。但是此时应该配合正常运动以及饮食。

10. 止经痛

取白芍 100 克加上 15 克的白醋拌匀，用文火炒制微黄，即可食用。主要成分有鞣酸质、芍药甘，中医的解释为"苦酸微寒"，能够进入肝经，因此可养血敛阳、止痛柔肝，对于女性血虚萎黄、月经不顺、痛经，女性心情躁闷的肝郁导致的眩晕、头痛、肋痛等症状具有一定的缓解作用。

菠菜，春季养肝就找它

菠菜是一年生草本植物，地生，柔韧多汁。主根发达，味甜可食，属耐寒蔬菜。看过《还珠格格》的人都知道，里面有一道菠菜烹饪成的菜肴被命名为“红嘴绿鹦哥”，这个名字说出了菠菜的特点：红红的根部，一身的翠绿。

菠菜性凉，味甘，入大肠经、胃经，因此视其为润肠通便、清热去火之佳肴。便秘、痔疮患者都可以多吃菠菜，能够在一定程度上防治舌炎、唇炎、口角溃疡、皮炎等。

此外，菠菜还有补气血之功，《本草纲目》中说其可：“通血脉，开胸膈，下气调中，止渴润燥，根尤良。”意思就是说，菠菜有活血行气之功，同时可以制火润燥，菠菜根的功效更佳。那菠菜的养肝之功又是从哪里看出来的呢?

肝容易出现燥症，经常会肝血不足、肝火过盛，而菠菜性凉，可润燥。因此，刚好能够清除肝脏中的邪火，滋养阴血。此外，肝气太盛会导致郁结，和菠菜的下气之功刚好对应。虽然一年四季都能看到菠菜，可是春季菠菜的营养价值最高。因为春季时肝火最为旺盛，急需滋阴养肝。五色之中，肝对应绿色，即绿色食物最为养肝。总结起来就是，菠菜可生血、行气、润燥、养肝，因此春季时多吃绿色蔬菜，不但能够控制住自己的暴躁脾气，还可改善由于肝血虚出现的面色发白、皮肤干燥、视力下降等症，以及由于肝火过盛引发的口干舌燥、双目发红、痤疮、便秘等。

菠菜还有生血之功，同时富含铁元素，因此常吃菠菜能够治疗缺铁性贫血、坏血症、便血等。菠菜中富含微量元素，可以促进人体新陈代谢、促进身体健康。研究发现，大量吃菠菜能够降低中风发生的风险。菠菜的美容功效也是不容忽视的。传说，民间常有人用菠菜汁洗脸，不但能够清洁肌肤毛孔，降低皱纹、色斑的产生，还可确保肌肤的光洁。下面就来为大家介绍几款养肝的菠菜食谱。

1. 芝麻菠菜

材料：菠菜，芝麻，枸杞子，盐，糖，香油。

做法：

（1）将菠菜择洗干净，放入加了少许盐的沸水中烫熟，捞出，放到冷水中过凉，挤出里面的水分，放到大碗中。

（2）芝麻放到锅中，开小火煸炒至呈金黄色，晾凉，备用；枸杞子放到温水中浸泡一会儿后冲洗干净。

（3）菠菜抖散，调入适量盐、糖、香油、枸杞、芝麻，搅拌均匀即可。功效：养肝明目，益智健脑。

2. 羊肝菠菜

材料：菠菜，羊肝，油，酱油，料酒，醋，盐，味精。

做法：

（1）将羊肝清洗干净后切成片状，菠菜清洗干净后去根、清洗干净。

（2）将锅置于火上，倒入适量清水，水沸后，放入羊肝、菠菜焯熟，捞出，沥干水分；羊肝、菠菜分别放到盘子里。

（3）取一干净的锅置于火上，倒入适量油，油热后，放入羊肝，滑炒至变色，调入适量酱油、料酒、醋、盐翻炒至熟；倒入菠菜，调入适量味精即可。功效：补血、补肝、明目。

3. 肝尖菠菜汤

材料：猪肝，菠菜，枸杞，火腿，胡椒，香油，盐，姜片。

做法：

（1）将猪肝去筋切片，放到盐水中搓洗3次，搓一次冲洗一次，直到猪肝上无杂质即可，最后洗的时候在水中倒入适量白醋。

（2）将锅置于火上，倒入适量清水，放入姜片，水沸后放入猪肝焯水，再次沸腾时放入料酒，煮一会儿捞出，清洗干净。

（3）菠菜放到沸水中焯一下，捞出；火腿切成片状。

（4）将锅置于火上，倒入适量清水，放入姜片，猪肝煮沸，调入适量盐、胡椒，将菠菜、火腿、枸杞放入锅中，再次沸腾即可。

功效：适合气血虚弱、面色萎黄，缺铁性贫血的患者食用，能够治疗肝血不足引发的视物模糊、夜盲、眼肝等症。

平日多吃姜，不用医生开药方

俗话说“冬吃萝卜夏吃姜，不用医生开药方”。姜味辛性温，有发汗解表、散寒健胃、温中止呕、温肺止咳、止痛、祛痰、助消化、解毒之功效，用于感冒风寒、呕吐、咳嗽、胀满、食滞、腹泻等症。《本草纲目》记载：“生用发散、热用中和、解食野禽中毒或喉痹，浸汁点赤眼，捣汁和黄明胶熬贴风湿病。”

现代药理研究认为，生姜含有植物杀菌素，其杀菌作用不亚于葱和蒜。生姜中的姜辣素能刺激胃液分泌，有促进消化的作用。还含有较多的挥发油，能抑制人体对胆固醇的吸收，防止肝脏和血清胆固醇的蓄积。另外，生姜具有防氧化和抗衰老功能。现介绍几种使用生姜防治常见病证的验方。

1. 斑秃

取生姜切片浸泡于高粱酒中，2～3 后天涂擦患处，每天局部使用 4～5 次，或直接用生姜涂擦患处，连续使用 3 月。

2. 口腔溃疡

用热姜水代茶漱口，每天 2～3 次，一般 6～9 次溃疡面即可收敛愈合。

3. 腋臭

取生姜 30 克，切碎，浸于一般的医用酒精中，封瓶 1 周后提取滤液，装瓶备用。用棉签或棉球蘸滤液搽于腋窝处，每天 2～3 次，连搽 1 月。或生姜适量，3%～4% 的碘酒 1 瓶，先用生姜轻擦腋窝至局部皮肤轻微发红充血为度，然后用碘酒涂局部皮肤，每天 1～2 次。

4. 预防龋齿

每天早晚坚持用热姜水漱口 1 次，并每日代茶饮用数次。

5. 咳嗽

取鲜生姜和牛奶各适量，把姜捣碎取汁，待牛奶烧开后加入姜汁略烧片刻起锅，放凉后便可饮用。对感染风寒的咳嗽有一定的辅助治疗效果。

6. 醒酒

用热姜水代茶饮用，可加速血液流通、解酒。还可在热姜水里加适量蜜糖，可缓解或消除酒醉所致的头疼、恶心、呕吐、乏力等症状。

7. 预防晕船、晕车取新鲜生姜 1 片，贴于神阙穴（肚脐），用伤湿膏盖贴，同时将伤湿止痛膏贴于内关穴，用手指轻轻揉摩穴位，口中亦可再含一片鲜姜，也有一定的预防作用。

8. 蛲虫病

每天睡觉前，先用热姜水清洗肛门周围，然后再饮用热姜水 1～2 杯，持续 10 天左右可愈。

9. 牙周炎先用热姜水代茶漱口，每天早晚各 1 次。如果喉咙痛痒，可用热姜水加少许食盐代茶饮用，每天 2～3 次。对牙周炎有一定的辅助治疗效果。

10. 冻疮

生姜 30 克放入热灶灰中 2 分钟后取出，趁热用刀切成薄片涂擦患处，每日 2 次，连用 2 周，对早期冻疮和未破溃的冻疮有很好的预防和治疗效果。

第四辑

排毒保健篇

排毒解毒，避免身体被侵蚀

身体毒素是衰老之源

现代人除了忙于工作之外，还要照顾好家庭，所以并没有太多时间保养，有的人明明很年轻，但是却被工作和生活“折磨”得疲惫不堪、面色很差，还伴有失眠多梦、记忆力下降、皱纹增多、便秘等症状。

其实，造成人们加快衰老的最大元凶就是毒素。我们在呼吸空气、喝水、吃饭的同时，也多多少少摄入了毒素；再加上生活和工作压力很大，休息不充分，就导致了身体的内分泌失调、气血不通，体内积存的一些毒素进入到人体的各个器官。虽然在一定时期内我们的身体并没有感觉到有多大的不适，可是随着毒素越来越多，新陈代谢系统效率降低，从而导致毒素长时间沉积在体内不能外排，影响健康。

体内的毒素会到处游走，不断侵扰着我们的身体，影响人体健康，加速人体的衰老。

有一种说法叫“排毒养颜”，为什么体内的毒素会影响到人的容颜呢？从中医观点来看，这和胃经在头面部的循行路线有着一定的关系。人体内的“毒”有很大一部分是由于人们吃进去的食物和药物导致的，“毒”从口入，进入体内以后很难顺利排出体外。时间久了，毒素就会在胃肠中积累下来。中医认为“有诸内必形诸外”，胃肠功能的紊乱会向上反应，这样人的面部就会出现暗斑或者痤疮等问题，影响容貌。

另外，大肠与肺的功能有一定的联系，当“毒”影响到大肠之气的运行时，肺的功能也会得到影响。又由于肺影响着人的肌肤和体表，所以肺气受郁，脸部就会出现痤疮、暗斑等问题。

一些人在吃完排毒类的药物之后总去厕所，人是瘦了，可看上去就像是刚生过一场大病。人们的初衷是想排毒，可现在产品的质量参差不齐，很难保证在排毒的同时不会吃进其他的“毒”。和药物比起来，中医的经络排毒法就显得安全可靠多了。下面就讲一种通胃经的排毒按摩方法。

屈膝坐在凳子或沙发上，用手沿着髌骨的方向向下按，很容易找到胫骨。在胫骨处向小腿外侧部分距离有一个中指宽的位置，是足阳明胃经的循行线。在这条线上，膝盖外侧有一个凹陷的地方，这个地方叫作“犊鼻穴”，从犊鼻穴向下除去大拇指外四个手指并拢的距离是足三里穴，从足三里穴继续往下等距离的位置是上巨虚穴。上巨虚穴的下方一掌处是下巨虚穴。按摩的时候，沿着胃经在小腿的循行线，从足三里穴到下巨虚穴依次按摩，当碰到有酸痛的地方时，要多停留一会儿，用力按下 10 秒后，放松一下力量，再揉上 1 分钟左右。之后继续沿着经络向下点按。如此反复操作 20 次，就可以换另一条腿继续按摩了。

这种按摩方法很简单，而且也不要求按摩的时间和具体的次数。当工作累了或者清闲无事的时候都可以进行穴位按摩，能够起到排毒养颜、延年益寿的作用，而且没有副作用，很安全。

想排毒先通便

现代都市人的生活节奏越来越快，人们都在为自己的生活不停地奔波劳碌，十个人里面就有八个是便秘。如果便秘的时间过长，不仅影响我们的生活，还可能造成肥胖呢！

排便不顺，肚子非常大，明明自己没吃多少，总觉得肚子胀胀的，腰部好像有一个“游泳圈”，体重也是越来越重。注意，这可能是你没有找到真正令你肥胖的原因。体内有很多废物不能排出体外，会造成小腹经常性微凸，粪便蓄积在肠道中内不仅会损害身体健康，体型也越来越臃肿，久而久之就成为我们健康的大敌。因此，若是我们可以做到“昨日进，今日出”，才能让我们神清气爽，身体就会非常轻松！

哪些人属于便秘人群呢？便秘是指大便量少而且质干、硬，通常是一周排便的次数少于三次。便秘的人经常会感到排便困难且腹部疼痛，还有一些副作用，如感觉腹部胀气、不舒、行动懒散。

每个人的排便习惯都是不一样的，一般而言，若排便次数少于三次，排便时需费力才能排出一些颗粒状或较硬的大便，或排便之后仍然干涩，就可能有“便秘”的问题了。

医学上面并没有“宿便”这个名词，但绝大多数会定义为残留在大肠内而没有排除干净的粪便，都是因便秘引起的。最理想的状态，就是前一天所摄取的食物，隔天就排出体外，排便次数以一天 1～2 次最好。

每天早晨空腹的时候，可以先喝一大杯水（最好是温水，能增强肠胃的蠕动），也可在里面放一些盐（这样可以引起胃与肠的反应，促成粪便软化）。一旦养成习惯，每天早晨喝完以后就会有便意。早晨起床之后，以手指轻压腹部，并以顺时针的方向按摩腹部。轻压约 1 分钟后，然后按照逆时针的方向按摩腹部。等到肠内蠕动较为活跃以后，排便自然变得顺畅。

（1）早餐：增加纤维补充。从早餐就应该摄取足够的纤维质，水果生菜沙拉是最好的选择。早餐之后就能有便意产生，当便意来的时候就应该抓住机会，以免拖延之后便意消除，从而导致粪便干硬而形成便秘。

（2）午餐：平衡膳食。少喝甜度高的饮料、少吃油腻食物。

（3）午餐后：补充乳酸菌。可以喝酸奶或是含乳酸菌饮料以增加益生菌数量，或者可以多喝含乳酸菌的饮料，都有利于第二天的排便顺畅。每天要补充充足的水分，能避免粪便过于坚硬而无法排出。

（4）晚餐后：消耗身体的热量。养成每天运动的习惯，因为通过身体活动能够帮助肠道蠕动。

（5）洗澡后：调理情绪。晚上的情绪会相对平稳一些，心情会轻松一些，此时可以培养自己的排便情绪，给身体第二次“放松”的机会。

若你总是吃得多而排得少，表示你的吸收功能好但排泄功能却不好，也是造成肥胖的重要因素。此外，也极可能是因为肠道的蠕动功能差，所以应该多吃一些促进肠胃蠕动的食物，像是纤维质、胶质含量丰富的食物。另外，很多女生因为担心肥胖而不吃油腻的食物，医师也提醒，油脂能润滑肠道、助于排便。因此，适量摄取油脂类食物还是有一定作用的。

也有一些人用辅助食品来缓解便秘，像是酵素、藻类、益生菌等。不过要注意的是，这些食物只能是暂时的维系，不能长期食用，以免造成习惯性依赖症，从而导致便秘的恶性循环。

（1）高纤维食物：纤维质可以增强粪便体积，帮助肠胃蠕动，刺激排便，建议每天多摄取一些蔬菜、水果及其他高纤维食物，如五谷米、糙米、番薯、南瓜、香蕉、薏仁、木瓜、柳丁、竹笋、柑橘类、木耳等。

（2）酵素：生食的蔬果谷芽当中含有酵素，能将各种营养素转化为有利于身体的营养物质，有利代谢。

（3）益生菌：对于便秘症状极为严重者、排气有味臭者，可以摄取一些生物菌改善体内细菌状态。

护好肝脏，解毒很关键

肝脏是人体极为重要的解毒器官，当血液流过时，就将这些毒素排出，通过化学反应成为无毒物质，或分解使其随胆汁、尿液排出体外，起到保护自身机体的作用。

1. 强大的解毒功能

举例来说，寄生在肠道内的细菌在分解腐败的时候，就会产生氨气，氨气会损害我们的身体，但是肝脏将氨转换成尿素排泄，以免身体中毒。这就是我们常说的“肝为解毒之官”的原因。

但是，肝脏的解毒功能也不是全面的，对于有些有害物质，肝脏也是无法排出的。在我们接触最为普遍的饮食之中，酒精、药物、咖啡因等都是非常常见的有毒物，有些食物中还有一些重金属元素，肝系统不会将这些有毒物质消除，这些物质就会造成身体的伤害。

2. 肝脏的再生能力极强

我们在电视上经常会看到报道，妹妹或是弟弟要做手术，只需从姐姐或是哥哥的肝脏上切一块来就行了，肝脏移植手术就这样的轻巧，令人非常惊奇。原来，肝脏有很强的再生能力。试验表明，将小狗的肝脏切除四分之三，8 周以后，肝脏又恢复了工作；大老鼠经手术切除肝脏四分之三，只需几个礼拜，肝脏就可以恢复功效；而作为高级动物的人也是如此，切除肝脏四分之三，只需 4 个月，肝脏就可以正常的工作。你看，肝脏有很强的再生能力。

3. 酒精是肝脏的毒药

即使肝脏有如此多的功效，但也不是“金刚之躯”。有人若是一喝酒，便喝到底；一吃肉，便大口吞咽；一感冒，便吃很多的药物。最终是肝脏有了问题，这时就会发生胆结石、肝硬化、黄疸性肝炎、脂肪肝，甚至肝癌。

4. 养肝护肝的几种方法

（1）学会流泪。流泪对肝脏有很大的好处。古代总是说“男儿有泪不轻弹”，现在却说“男人哭吧哭吧不是罪”，如果明白流泪是一种保护肝脏的方法，假若抛开面子问题，偶尔哭哭也是很正常的。假如你真的哭不出来，那就切几片洋葱，总之需要定期的运动泪腺。但是，万事都要掌握一个度，过度流泪还是不行的，还是要保肝、护肝。

（2）为脏腑做按摩。适当做些体育运动，这是为自己的脏腑做按摩，可以改善器官的紧张状态，促进血液循环，加快排毒。比如瑜伽运动，通过对肝脏等器官施加压力，改善这些器官的紧张状态，促进了血液循环和排毒。

（3）多吃酸苦的食物。苦味入心经，酸味入肝经，像枸杞、苦瓜、菊花等都具有很好的解毒和明目功能，既可以营养心经，又可补润肝经。

（4）科学补充氨基酸。氨基酸是蛋白质的基本单位，人体不可缺乏任何一种氨基酸，否则都会导致生理功能异常，影响抗体代谢，引发疾病。

不同血型，需选择不同的排毒食物

根据研究发现，不同血型的人，吃进同样的食物，其排毒效果是不相同的，那么我们应该如何选择呢，不妨看一看以下的分类吧！

1．A型血的人：警惕心脑血管疾病

A型血的人消化器官很容易产生疾病。比如呕吐、食欲不振、胀肚、身体消瘦、大便出血等症状，不容小觑。另一个就是心脑血管，发生脑梗死和心脏病的概率会比较大。

A型血的人应该多吃些素食，少吃蛋、奶一类的食物，用煎、炸、炒等方式制作的食物也要少吃，因为这些食物会在一定程度上加重肠胃的负担，并且还会影响人体的血液循环，不利于身体健康。

A型血的人应该多吃一些蔬菜、水果以及坚果类食品，比如核桃、花生等。另外，A型血的人的主食最好选择粗粮，在食用油上最好选择椰子油或橄榄油。

2．B型血的人：少吃鸡肉

B型血的人患关节炎、结核病、口腔癌、痢疾、乳腺癌和白血病的概率比较大。所以，B型血的人也应该多吃一些蔬菜。适合吃的蔬菜有：青椒、胡萝卜、花椰菜、西芹等。适合吃的水果有：葡萄、苹果、香蕉、菠萝、木瓜等。和A型血的人相比，B型血的人在水果以及各种谷物的摄入量上也可以相应的少一些，大约是十分之一。除此之外，还要多吃一些根茎类的食物，比如萝卜、红薯、笋类、土豆、藕等。

在食用油的选择上，不要长时间用一种油，最好是经常换样，像橄榄油和亚麻油等都是比较合适的油。另外，B型血的人有一点也要特别注意，就是常喝羊奶要比喝牛奶要好。在一些常见的肉类里，最不适宜B型血的人吃的是鸡肉，可以多吃一些羊肉。

3. AB型血的人：消化系统很敏感

AB型血的人的消化系统比较敏感和脆弱，也较容易患糖尿病、肝炎、精神分裂症和呼吸道疾病等。吃饭要讲究少吃多餐，豆腐、蔬菜和奶制品等都很适合他们食用。

AB型血的人应该多吃一些杂粮，在水果的摄入量上相比前两类血型的人可以少些。需要注意的是，这类人不适合食用太多炒菜，尤其是贝类和虾蟹类食品要少吃。

4. O型血的人：适合多做运动

O型血在血型可中以说是最古老的一种血型，他们的消化系统比较脆弱，在人类长期的进化过程中，O型血的人虽然已经适应了高蛋白的食物，但还是很容易患胃炎等疾病。

由于O型血的人的免疫系统和自愈系统很需要获得营养，所以平时可以多吃些肉类，如果只是吃素的话，时间一长，免疫系统和自愈系统就会缺乏营养，营养不良以后身体就会出现状况，引起疾病。

O型血的人有一项“特殊功能”，就是可以很好地将蔬菜在体内进行消化吸收，所以他们可以多吃一些蔬菜，在总的进食量中，蔬菜的食用量应该占到四分之三左右，还应该吃一些肉类、奶类以及五谷杂粮等。

水是排毒的最好载体

一提到排毒，其实最好的载体是水，最科学的喝水方式就是喝八杯，每杯水需要保证在 250 毫升左右，否则起不到效果。

（1）第一杯：6：30 早起空腹喝上一杯水，加速新陈代谢，降低血浓度。

（2）第二杯：8：30 时在办公室喝一杯，充分补充水分及体力。

（3）第三杯：11：00 喝一杯水补充流失的水分，可以缓解心中紧张的情绪。

（4）第四杯：12：50 用完午餐半小时后可以喝一杯，能够加强身体的吸收功能。

（5）第五杯：15：00 喝一杯水可以提神醒脑。

（6）第六杯：17：30 下班即将离开办公室以前喝上一杯水，增加饱足感，以免晚餐暴饮暴食。

（7）第七杯：19：00 晚餐之后喝一杯水能够有效增加肠胃的消化功能。

（8）第八杯：21：00 睡前半个小时至一个小时喝一杯水，不宜过多，以免晚上起夜，影响睡眠质量。

对于一些希望减肥的人，饭前 20 分钟可以喝一大杯白开水，增强肠胃的饱胀感，有效降低食欲，这是一种有效的减肥方法。最少可以省去减肥药的花销，还能少吃一些油炸食品，避免积食。

对于想戒烟的人，犯烟瘾的时候，可喝一大杯水解烟瘾，有一定效果。如果你是一个老烟民，烟瘾发作的时候总是会感觉口渴，下次别拿烟，直接喝水就行了。

1．口渴才喝，这样很伤身

快节奏的生活经常让我们忘记喝水这一最基本的生活需求，很多人一般都是有口渴的感觉才喝水。事实上，人体之中有75%的成分是水，当人体失水量达到2%时，就会感觉到口渴。也就是说，当你觉得口干舌燥的时候，你的身体已经处于慢性缺水状态了。

有不少人总是强调补水的作用，而却忽视水的营养。我们身体中所需要的大量营养物质都是通过水的稀释和循环作用才能被人体吸收。此外，长时间缺水就会增加血液的黏稠度，甚至诱发神经系统及心脑血管疾病。

2．蒸馏纯水，不宜长期饮用

不少人认为，水的纯度越高越好，为了喝最纯的“水”，不惜本钱不留余地，觉得为健康也是值得的。

有关专家表示，天然水经蒸馏、过滤处理后，将杂质、细菌等有害物质过滤出去的同时，也会带走人体所需的大量微量元素，长期饮用蒸馏水，极容易降低身体免疫力。同时，又由于我们的体液是微碱性的，而纯净水呈弱酸性，若是长期饮用弱酸性的水，体内环境得到改变，容易引发各种疾病。长期饮用纯净水极容易造成钙的流失。营养学家指出，长期饮用纯净水极容易导致身体营养及代谢失调，最好的饮水方式是纯净水和矿泉水交替饮用。

3．正确喝水非常重要

早晨起来应该喝一杯开水，这已经成了我们的常识，这样就能有效将毒素排出体外。有的人建议喝生理盐水，有人喜欢喝蜂蜜水，有的人认为喝一杯柠檬水，什么样的水可以将毒素排出体外呢？

专家建议，清晨起床之后，喝一杯不添加任何成分的白开水是最好的。以上几种水进入体内后，都必须经过身体的转化，而不能及时对身体起到冲刷的作用，就更谈不上排毒了。所以起床之后最后选择喝白开水，这是最好的排毒方法。

4. 莫非便秘是因为喝水少了？

便秘的主要因为是粪便在肠道内停留过长的时间而无法排出体外，里面的水分被身体二次吸收，而以至于大便干燥不能及时排出。要想让肠道畅通，就要让肠道有充足的水分将粪便软化。因此，喝水必须要讲究一些，如果小口小口地喝水，水的速度就会非常小，水极容易被肠道所吸收，而形成小便。可见，便秘的人最好是大口大口地喝水，吞咽动作应该缓慢一些，这样，水就能非常快速地进入肠道，同时刺激肠蠕动，能够很好地改善便秘情况。

便秘的人不妨在早晨起床之后喝 300 毫升淡盐水，因为在经过一个晚上的消化代谢之后，代谢废物积存在体内，应该在早晨及时清除体外。如果方便，在睡觉之前不妨按揉腹部 36 次，按揉的顺序为右下腹—右上腹—左上腹—左下腹，便秘的情况也能得到很好的缓解。

3. 感冒应该多喝水感冒后应该多喝一些水，这是一种非常不错的排毒方法。当我们感冒时，人体有一种自我保护的潜意识，身体开始发热，这时会出汗、皮肤蒸发水分增多，新陈代谢较为迅速，身体之内就会有大量的水分流失。

所以感冒时，我们喝的水要比平常要多一些。多喝水不仅能利尿排汗，也能将体内的细菌、毒素排出体外，感冒也会好得更快。

常食蔬菜，有益清毒

经过医学研究，只有及时将自己体内的有害物质以及过剩的营养消除，让身体保持清洁，才能保证身体的健康整洁。现在我给大家推荐一些排毒的蔬菜。

1. 木耳

木耳有解毒排毒、涤肠清胃、止血和血等功效。木耳富含丰富的脑磷脂、葡萄糖、蛋白质、胶质、碳水化合物、纤维素、维生素 B1、维生素 B、维生素 C、钙、铁、磷等多种营养成分，可以称之为“菜中灵芝”。木耳中还有一种植物胶质，有非常强的吸附力，可将残存在呼吸系统的肺尘吸附起来，再排出体外，具有非常好清肺排毒的功效。

2. 黄瓜

营养学家认为，黄瓜富含维生素、维生素 C、维生素 E、烟酸、铁、胡萝卜素、钙、磷等营养成分，还有葫芦素、丙醇二酸、柔软的细纤维等成分，是养颜排毒的佳品。

黄瓜中含有黄瓜酸，可以有效促进新陈代谢，排出毒素。维生素 C 可以美白肌肤，保持肌肤的细腻，抑制黑色素形成。黄瓜还能有效地抑制糖类物质转化为脂肪，对肺、胃、心、肝及排泄系统都非常有帮助。

3. 荔枝荔枝有益肝补脾、止渴生津、解毒止泻等功效。营养学认为，荔枝含维生素 A、维生素 B1、维生素 C，还含有游离氨基酸、果胶、蛋白质以及钙、铁、磷等多种元素。现代医学证明，荔枝可以改善肝功能、加速排毒、促进细胞生成，使皮肤细嫩，有补肾健肾的作用。

4. 海带

海带具有平喘消痰、通便排毒的功效。海带富含丰富的蛋白质、甘露醇、胡萝卜素、脂肪、糖类、藻胶酸、粗纤维、维生素 B1、维生素 B2、维生素 C、烟酸、钙、碘、磷、铁等多种成分。特别是含有丰富的碘元素，可治疗甲状腺肿大和碘缺乏的病症。海带所含的蛋白质中，包括 8 种氨基酸。海带的碘化物被人体吸收后，可以加速一些废物的排出，有防止动脉硬化、降血压的作用，还能促进多种毒素的排出。

海带上面有一层略带甜味的白色粉末，是一种非常具有医疗价值的甘露醇，有非常好的利尿作用，可以缓解药物中毒、浮肿等病症。

5. 苦瓜

苦瓜有排毒解毒、养颜美容的功效。苦瓜中有糖类、蛋白质、粗纤维、维生素 C、维生素 B1、维生素 B2、胡萝卜素、烟酸、钙、铁等成分。经过现代医学研究发现，苦瓜中有一种防癌的活性蛋白，这种蛋白质具有非常好抗癌防癌功效，提高免疫力，清除体内的有毒元素。

6. 胡萝卜

胡萝卜有健脾和胃、养血排毒的功效，有人将其称之为“小人参”。胡萝卜富含糖类、花青素、胡萝卜素、维生素 A、维生素 B1、维生素 B2 等营养成分。经研究发现，胡萝卜是非常有效的解毒剂，不仅胡萝卜素含量丰富，而且维生素 A 和果胶也很丰富，与体内的汞离子结合之后，也可以降低汞离子的含量，加速体内汞离子的排出。

7. 冬菇

冬菇具有益气健脾、润燥解毒等功效，含有谷氨酸等 18 种氨基酸，人体所需的就有 8 种氨基酸，在冬菇中就有 7 种，同时还有多种蛋白酶以及葡萄糖、维生素 A、维生素 B1、维生素 B2、烟酸、铁等成分。经现代医学研究，冬菇中还有多糖类物质，可以提高身体的排毒能力和免疫力，增强身体的抗癌能力。此外，冬菇还可以有效的降低血压、胆固醇，有强心保肝、预防动脉硬化、加强身体代谢能力的作用，是强身排毒的最佳食材。

多喝决明子，清肝明目，润肠通便

相传在古代，医家都用决明子来清肝火、降血压、祛风湿等，决明子泡水的功效是显而易见的。很多的中草药都可以泡水喝，泡水喝不仅方便快捷，而且能合理掌握药的剂量，用决明子泡水也是功效明显，大家不妨试一试。

决明子是一种中药材，具有祛风湿、清肝火、益肾明目等功能。除了可以制成中成药，决明子之中富含多种维生素和氨基酸、碳水化合物、脂肪等，近几年因其保健功效得到人们的重视。坚持服用决明子，也能润肠通便。用决明子做的茶，是最佳的夏天饮品。

决明子具有多种功效，可以治疗高血压。选取适量的决明子，炒黄之后捣成粉末，加糖以后以开水送服，一次 3 克，每日 3 次；或用决明子 15 克、夏枯草 9 克一起用水煎服。

决明子还可以治疗高脂血症，可取决明子、赤芍 12 克，泽泻各 15 克，山楂、灵芝各9克，每日1剂，分两次用水送服；或者选取决明子30克，葛根、生山楂各20克，水煎服。

治疗便秘或习惯性便秘，可以用炒决明子15克、冰糖10克，以沸水冲泡做茶饮，每日1剂，每剂泡3次；或者以炒熟粉碎的炒决明子15克水煎10分钟左右，兑入30克蜂蜜并搅匀，早晚各一剂。还可以单味炒决明子或已打碎的决明子15克，泡茶饮用，一直到茶水无色。

对于阴虚血少者，可以往里面放枸杞子9克、生地、杭白菊各5克一同泡服；若身体有气虚的症状，宜加生晒参3克同泡服。常饮用决明茶，不仅能有助于排便，还能起到降压、名目、调脂等保健功能。但是需要注意的是，气虚严重及便溏者不适合服用这个方剂。

几种适合女人的解毒花

女人基本上都是喜欢鲜花的，可知道，鲜花不仅美丽，同时也是排毒高手。

1. 清热解毒的菊花

菊花有平肝明目、祛风清热、解毒消肿的作用，可以治疗风寒发热、眩晕头痛、目赤肿痛等症状。现代研究发现，菊花有“通官窍、利滞气”的作用，这是由于它含有微量龙脑、樟脑和菊油环酮等挥发油的原因。

在喝菊花茶的时候，最好选用透明的玻璃杯，一次不用放太多，四五朵就可以，再用沸水冲泡就行了。如果喝的人比较多，那么可以用透明的茶壶，每次多放一点，倒入沸水浸泡 3 分钟左右，再把茶水倒入杯子里饮用就可以了。

如果想要口感更加甘甜，在喝菊花茶的时候可以在杯中放入几颗冰糖。在菊花茶中加入枸杞子，可以起到护眼明目的效果。对于经常使用电脑的上班族、学习压力大的的学生来说都很合适，常喝菊花茶可以改善眼睛的干涩、疼痛，缓解视力疲劳。

2. 活血化瘀的玫瑰花

玫瑰不仅能够表达我们的情谊，还可以活血化瘀，对肝脏与脾脏都有很大的益处。其实早在隋唐时期，玫瑰花的美容功效就已经被认知了。洗浴的时候可以在盆中加一些花瓣，能够润泽肌肤，还可以舒缓紧张的情绪。这是由于玫瑰散发的香气有很强的挥发性，很适合热水沐浴。

除了洗浴时用之外，玫瑰泡茶喝味道也很好。玫瑰花 15 克，气虚的人可以加入 3～5 枚红枣，肾虚的人可以加入枸杞子 15 克。根据个人口味可以加入适量冰糖。这道茶可以凉血、祛除口臭、帮助消化，还可以改善干枯的皮肤、排毒减肥。

3. 顺气活血的茉莉花

茉莉花气味芳香，很受人们喜欢。从中医角度看，茉莉花可以顺气活血、调理气机。茉莉花含有香精油等物质，这些物质可以抑制皮肤色素的形成，还能够活化表皮的细胞。不仅如此，茉莉花的食用效果也不错。晒干一些茉莉花，每次放 5 朵熬粥，不仅能清心明目，还可以使肌肤焕发光彩。

还可以做茉莉香粥：

准备茉莉花适量、大米 50 克。最好在 6 月取茉莉花若干，晒干以后研磨成粉末备用；取大米 50 克，加水熬成粥，粥熟以后倒入少量茉莉花粉末，根据个人口味加入适量冰糖即可。

需要注意的是，茉莉花性偏温，所以火热内盛、便秘的人要慎食。

4. 让你“面若桃花”的桃花

我们常用“面若桃花”来形容一个人的面色红润。其实，桃花本身具有很好的美容养颜的功效。《神农本草经》中记载，桃花能“令人好颜色”，现代医学研究表明，从桃花中提取的植物激素可以抑制血凝，促进末梢血液循环。

现在向大家介绍一种桃花泡酒的方法：取桃花250克、白芷30克，将它们放入1000毫升的白酒中密封浸泡一个月，每天早晚各饮一次，一次30毫升左右。还可以往手心倒入少量的酒，双手互相搓，等到手心发热的时候揉擦面部。长时间坚持的话可以缓解女性脸上的黄褐斑以及脸色灰暗等问题。

不仅如此，用桃花泡茶或者把研磨成粉末加蜂蜜制成蜜丸，食之都可以使人体散发出桃花香气。

几味排毒中药：润肺肠通补血养肝又净心

1. 天冬

天冬味甘苦、性大寒，又名“天门冬”“大当门根”。干透者质坚硬而脆，未干透者质柔软，有黏性。能滋阴润肺、止咳消痰，有效帮助排除肺部的毒素，同时还能降火、帮助排泄，主治肺结核、吐脓吐血、痰嗽喘促、糖尿病、咽喉炎、扁桃体炎、足下热痛、虚劳骨蒸、阴虚有火之症。煎汤，用量一般为 6～15 克。

2. 当归

当归，始载于《神农本草经》，被列为中品，历代医书都有记载。当归具有活血化瘀、生新的功效，自古以来就是妇科的一味很重要的药材。其实当归除了补血活血以外，还有润肠通便的作用，可以加速食物在肠道内的运行，加快了消化吸收解决了便秘。中医认为，津血同源，当归可以补血，血气充足了，津液得到了补充，肠道就可以变得滋润，所以当归可以用于血虚肠燥导致的便秘。

当归的性属温热，所以不适合一些体质偏热的人服用。另外，当归有活血的作用，所以月经量过多的人在经期一定不要服用；而且当归还会使子宫收缩，所以怀孕期间的女性不能服用。

3. 海松子

海松子性温，味甘，入肝、肺、大肠经。海松子含有脂肪油（约占74%，其中以油酸酯、亚油酸酯为主）、蛋白质、挥发油、糖、磷、铁、钙等。海松子的主要排毒功效是清除肺部的毒素，能滋阴、润肺、止咳、祛风通络、散寒除湿、补血养肝、滋阴潜阳、益气补血。与胡桃肉一起可以温养肺肾、润燥、止咳、化痰。二味相合，以蜂蜜相辅，补肾、润肺、止咳，宜于肺肾两虚之久咳痰喘。用量一般为 10 克。

4. 桃仁

桃仁是桃核里的仁儿，既可以制作成食品，又可以入药。据《食鉴本草》记载："桃仁破血，润大肠。"从中医观点上来看，性平味甘，可以入心、肝和大肠，能够起到破血行瘀、润燥滑肠的功效。

5. 芦荟

芦荟的功能有很多，既可以医用入药，又可以美容保健，并且还具有排毒养颜和润肠通便的作用，所以很受欢迎。研究发现，芦荟中含有多种植物活性成分及多种氨基酸、维生素、多糖和矿物质成分。其中芦荟素可以使大便变得柔软，并且可以刺激小肠蠕动，从而把肠道里沉积的毒素排出体外。需要注意的是，芦荟用量过多会导致腹泻，所以要把握好用量。

6. 莲子

莲子性味甘涩平，主要作用于心、脾、肾，能养心益肾、抑制心肌收缩力、减慢心率、扩张冠状动脉、松弛血管、降低血压、补脾涩肠，并有抗衰老、延长寿命的作用。莲子作为保健药膳食疗时，一般是不弃莲子心的，莲子心味苦，有清除心热、固精、安神、强心之功效。莲子的排毒元素也主要来自于莲子心。用量一般为 6～12 克。

7. 西洋参

西洋参是人参的一种，也叫“广东人参”“花旗参”等。具有清热生津、益气养阴的功能。可用于便秘者的身体调理，效果不错。

桃红四物汤——排出体内瘀血的经典古方

关于桃红四物汤，还有一个有趣的故事：1321 年，元代名医朱丹溪外出游玩时路过桃花坞，看到当地女子个个面若桃花、白里透红，他感到很好奇。后来经过询问才知道，原来当地的女子都爱喝一种自制的汤，叫作“桃红汤”。朱丹溪便研究桃红汤的成分，发现里面有桃仁和红花。桃仁可以健身心、养容颜，红花能够祛暗黄、美白肌肤。所以后来朱丹溪便开创了一个流传于世的美容养颜的妙方，叫作“桃红四物汤”。

这里的桃红四物汤，是朱丹溪在晚唐蔺道人的《仙授理伤续断秘方》中提到的“四物汤”的基础上改进而来的。“四物汤”的原料有当归、川芎、白芍、熟地这四味中药材。

而桃红四物汤，是在四物汤的基础上加入了桃仁和红花研制而成的，桃仁和红花都是活血化瘀、美容养颜的药物。桃仁对于有形的瘀血具有很好的化解作用，红花则对细微的瘀血具有很好的化解效果，也就是我们肉眼看不到的络脉瘀血。很多女性朋友在生完孩子以后会出现血瘀的情况，有的女性产后会不断地出汗，有时医生会开一些补药，但是患者出汗的症状反而会加重。其实，这时可以通过产妇的舌象来进行判断，如果舌头上有瘀点或者瘀斑，嘴唇呈青紫色、皮肤干燥没有光泽，都说明有瘀血的症状，这个时候就可以服用桃红四物汤来进行调理改善。另外，这个药方对美容养颜也有很好的功效。这也是很多古代的美女能够拥有白里透红、细嫩肌肤的原因。

不过，由于每个人的身体状况不一样，所以在服用剂量上要咨询一下专业的中医，不要自己随意添加。

适当进行运动，有效排除毒素

早上起床之后，脸上呈现出浮肿症状，或者是早晨不吃饭、整天对着电脑、长期待在装有空调的室内，手脚发凉、爱吃冷饮冰淇淋、肠胃功能不适并常感觉头晕……那么，此时就应该排毒了！

我们身体内的毒素也在不断地堆积，使身体浮肿，脸部出现色斑、痘痘等问题。面对这些问题，我们不仅要学会食疗排毒，还应该学会运动排毒，这些对老年人而言尤为重要。

在排毒的活动中，我们也应该注重身边的细节，这些细节有利于将毒素排出体外。

1. 让血液循环顺畅、注重生活中的一点一滴

只有加快血液循环，才能加速新陈代谢，有助于将有毒物质排出体外。假如我们长期食用高热、高脂肪的食物，血液中的胆固醇以及糖分就会明显提高，血液会处于黏稠状态，从而引起血流不畅，为毒素的堆积提供了环境。若是希望身体中的血液流动起来，使自己身体轻盈，那么就应该注意饮食健康，注重绿色饮食，改善生活习惯。可以用热水泡脚，保证充足的睡眠，养成每天进行舒展运动的生活习惯。

2. 练习舒展运动，通过穴位按摩排出毒素

我们应该行动起来，保持舒展柔软的身体，保持体内充足的含氧量以及热量，这样有助于新陈代谢的加速，让毒素快速代谢掉，提升身体免疫力，增强自身抵抗力！

（1）呼吸。身体自然直立、挺胸收腹、挺直腰背，进行缓慢呼吸动作，采用 6 秒吸气、12 秒呼气的频率的方式进行呼吸。

（2）舒展运动。先将两臂举过头顶，双手交叉，让整个身体有向上伸展的感觉，持续该动作 5 秒钟，呼吸保持匀速；身体向两侧交替伸展，不断重复该动作 20 次，舒展手臂，拉伸腰部肌肉。

直立，两腿自然并拢，身体逐渐向腿部进行闭拢，促使两手尽量与地面接触，重复动作 20 次，拉伸舒展肌肉。

自然跪地，膝盖与地面垂直，上半身向膝盖靠拢，双臂向前张开，舒展背部肌肉。

（3）小腿按摩。对小腿肚部位进行按摩，两只手交替按摩由脚踝至膝盖，从下至上按摩，双腿交替，反复按摩 10 次。按摩时可以配合按摩霜或精油，效果更加明显！

3. 均衡膳食，让肠胃更轻松

对于我们而言，早餐非常的重要。清晨，我们的身体特别需要补充糖分、蛋白质、维生素。早餐必须掌握营养均衡，就要按照一定比例摄取这三类食物，从而起到排毒的效果。

三餐应该合理控制，早餐适宜选择面包类松软的食物，增加糖分的补充，保持清醒的大脑；午餐可以适当摄取蛋白质含量丰富的鱼肉类；晚餐应该多吃一些新鲜蔬菜。这样，身体一整天都处于充足的血液循环的状态！

夏季虽然非常热，但是每天不要吃过多的冷饮，这样会引起肠胃不适、咳嗽、腹泻等病症。因此，需要对冷饮的摄入量控制，每天不要吃太多冰凉的食物。

下面为大家推荐有排毒作用的食物。

（1）薏米：薏米性味甘淡微寒，能起到健脾祛湿、利水消肿、清热排脓、舒筋除痹等功效，是非常常见的利水渗湿药。薏仁也是一种具有美容功效的食品，经常食用不仅可以保持光泽细腻，消除斑雀、老年斑、粉刺、妊娠斑、蝴蝶斑，对痤疮、皲裂、皮肤粗糙等症状也有良好的效果。

（2）芋头：芋头之中有一种非常特殊的黏液，被人体吸收后之后可以形成一种免疫球蛋白，有效提高我们的免疫力。

（3）芹菜：芹菜当中钾元素的含量非常丰富，可以醒脑利尿、清凉解毒，而且还能起到瘦脸的功效！

（4）芦笋：芦笋的主要作用就是利尿，将身体中多余的水分排出体外，有利于排毒。

睡觉也能排毒素

睡眠养生就是以宇宙阴阳变化的规律来施行的，运用合理的措施方法确保睡眠质量，消除身体疲劳，养蓄精神，从而起到治病防病、养生保健的作用。

睡眠有助于配和脾胃消化功能。假如一个人通宵达旦，即使是休息了很长时间，也无法恢复最佳的健康状态。人们在工作中需要使用的能量，晚上身体就会自行的调节，体内细胞分裂，把能量转化为新生细胞，得以安养休息、推陈出新。因此，睡觉是养生的规则是，假如一晚上得不到休息，就会影响新陈代谢。假如一天消耗一百万的细胞，一晚上只能补回六十万，身体自然就会出现亏空。时间一长，人就虚耗了。

子时与丑时是胆肝最活跃的时期。中医中有“人躺下去回血，站起来供血”的理论。如果在晚上不思考，不言语，到 23 点的时候，自然也就睡着了。肝胆的回血过程就是过滤血液的过程，也是产生新鲜血液的过程，这样哪怕到了九十岁，也不会有胆结石、肝炎、囊肿。另外，如果女性想保持容颜不老，也应该养成良好的睡眠习惯。

丑时不睡觉，肝脏就无法正常排毒、产生血藏。血藏不利，面呈青灰色，时间一长就会患上肝病。大三阳或是小三阳，很多时间就是因为没有正常的睡眠造成的。

肝主管疏泄，如果肝气不舒、肝气郁结，就会容易盛怒，头晕、头痛，出现耳鸣、眼红、耳聋、胸肋胀痛等症状；肝的主要功能就是藏血、调节血液，假若在子时不睡觉，就会出现肝血不足，导致吐血、牙龈出血、皮下出血流鼻血、眼底出血、耳出血等。

肝与眼睛的关系非比寻常，假若过子时不睡，就会出现肝虚，出现视力模糊、迎风流泪等病症，还会出现白内障、青光眼、眼底动脉硬化、视网膜病变等病症。假如肝血不足，就导致筋痛，麻木，疼痛不止，容易出现灰指甲；肝与心之间的关系非常密切，肝血不足也会引起心脏的问题，引起心颤、心慌等症状，最为严重可能导致心脏病、高血压等心脑血管疾病。

由于肝有助脾胃消化的作用，如果肝气太虚不能帮助消化，就会导致脾胃不和、消化不良。肝与肺都属阴，过了子时不睡觉就会造成肝虚，以至于肝火过盛而灼伤肺部，出现干咳或咳嗽、咳痰血等症状，有的还会造成牛皮癣。

那么，如何保证睡眠质量呢？保持良好的睡眠，首先应该保证胃部的舒适。就如同医家所讲“胃不和则卧不安”，胃如果有问题，人自然会出现问题。出现胃部不舒适的原因就是胃寒、胃热，食物滞留就会出现胃胀。如果喝太多的绿茶或是吃有含沙量的食物，就会出现胃寒，胃部的浑浊之气就会上升，嘴里满是热气，也会影响睡眠质量。因此，要睡好觉，通常要注意以下几点。

（1）睡觉时间不应超过晚上 10 点，老年人最佳时间是 8 点，最好不能超过9点。

（2）睡觉的时候最好不要胡思乱想，安静入睡。如总是思绪不断，可以坐起来休息。

（3）睡觉的时候应该将肚脐、后背的命门盖好，手脚暖和了，阳气便充足了。

（4）睡觉时关好窗，最好不要开电扇，不要直接吹空调。

（5）夏日要起得早一些，冬日要晚起一些。

（6）睡觉时注意手臂的位置，手臂不要放在枕头下，自然舒适最好。

（7）睡觉卧姿方向处于南北，调整和增进器官功能。

（8）睡觉前必做的8件事：刷牙、洗脸、擦身、梳头、散步、喝杯加蜜牛奶、开窗通气、泡脚。

（9）睡觉时不能戴假牙、手表、内衣、隐形眼镜，不能玩手机。

垃圾食品，毒素堆积的一大元凶

在人们补充着各种蔬菜、水果、奶类、肉类等健康食品的同时，往往会忽略掉与之相对的另一种食品，即那些被称为“垃圾食品”的不健康食品。这些食品虽然看上去很诱人，但是除了可以提供大量的热量以外，营养价值却是少得可怜。不仅如此，一些食品中还含有潜在危险，经常、大量食用的话很容易引起一些疾病。

随着人们生活水平的提高，现如今人们的饮食也在发生着翻天覆地的变化，各种食品应有尽有，占据着人们的视线。尤其是随着生活节奏的加快，快餐食品、速冻食品、碳酸饮料等都越来越深入到人们的生活中来，影响改变着人们的生活。

关于世界上的垃圾食品种类，世界卫生组织将油炸类食品、碳酸饮料、腌制类食品、方便类食品、加工类肉食品、罐头类食品、饼干类食品、蜜饯类食品、烧烤类食品和冷冻甜品类食品等归类为“垃圾食品”。

1.油炸类食品：致病的明矾作为一种含有铝元素的无机物，被饮食行业广泛运用在各种油炸食物之中。铝元素被人体吸收后会对大脑起到一定的伤害作用，会使人记忆力减退。油炸食品的口感很好，但却很容易引起心血管疾病。食物经过高温油炸之后，不仅维生素会被破坏掉，而且会产生致癌物质。食物如果被油浸透，对身体的伤害也是极大的。

中国人有早晨吃油条、喝豆浆的习惯。最近这几年，一些西式的快餐店也越来越受欢迎，成为人们生活中最常见的饮食消费渠道，尤其是受到了广大年轻人的喜爱。但是，在快餐食品中最常见的薯条和炸鸡块等食品中，明矾的含量很大，甚至超标。

2.腌制类食品：可怕的亚硝酸盐

虽然每天补充些食用盐对于人体的心血管是有很大的好处，但是如果食用过量，那么便会对心血管产生很大的危害。腌制类食品在腌制的过程中，会产生对人体有严重危害的亚硝酸盐。亚硝酸盐在进入了人体后，会形成另一种具有致癌危险的物质。

3.饼干和糖果类食品：高糖，高热

由于这类食品的味道很好，外观又很诱人，所以儿童往往很喜欢。但是这些食品也不像表面看上去的那么健康美味，这类食品在生产的过程中往往会添加过量的食用香精和色素，人在进食这些添加剂之后，很容易引起肝脏的负担。不仅如此，由于这类食品的含糖量比较高，所以经常吃的话很容易导致糖尿病。

相比那些外表美观诱人，但使用添加剂过量的饼干，全麦饼干则是一种比较好的饼干，可以给儿童多吃一些。

4. 碳酸饮料：偷走你的钙

现在很多年轻人都喜欢喝饮料，需要注意的是，处于生长发育期的儿童一定不要多喝。这是因为饮料中的碳酸会将人的骨骼和牙齿里的钙质溶解掉，造成身体的钙流失。另外，现在很多生产厂家为了增加色泽和口感，会添加很多的色素和香精，这就会导致饮料里的糖分增加，长时间喝的话容易引起糖尿病。

5. 方便类食品：方便而没有营养对于经常熬夜以及长途旅行的人来说，方便面似乎成了家常便饭，调料种类多样，口感不错，人们很喜欢。不过这种食品也只是可以给人填饱肚子而已，并没有什么营养价值。而且里面含有过量的防腐剂和盐等，长时间吃的话可能会引起肝脏功能的不正常，影响人的健康。

第五辑

运动保健篇

懒易致病，健康需要动起来

运动不断，身康体健

楼下的王小姐非常“信服”养生理论，每天都会翻阅各种有关养生的书籍。但是因为文化水平有限，闹了不少的笑话，让人啼笑皆非。

她的身体倒是很健康。但是让家里人发愁的是，她每个月都要住医院进行全面检查，不是发烧就是感冒。做了身体检查，并没有什么异常情况出现。

她开始认为是自己营养不良，于是就购买了各类滋补品。几个月后回来，我看了她的精神反而不如以前，所以我就问了王小姐的具体情况。

“你的身体没有什么问题，就是最近你自己折腾的！”我说道。

“是吗？”她的态度显然是不相信，“我每天补充各种营养品，怎么是错的。”她一脸茫然地看着我，像是寻求答案。

我笑着说：“不靠医，不靠药，天天锻炼最见效”。虽然医疗水平越来越高，很多疑难杂症得到根治，但是要保证基本的身体健康，就必须注重锻炼。医学研究发现，一个人如果每天拿出 40 分钟进行锻炼，很多疾病都能得到预防或者控制，从而让我们远离那些补品。

锻炼的形式有很多种，我们应该根据自身的实际情况出发，选择最适合自己的。对于身体状况良好、没有任何疾病的人，不妨进行有氧运动，像慢跑、骑自行车、跳绳、游泳等，都是很好的运动方法。对于那些心脏病人和身体有些弱的人，并不适合采用有氧方式锻炼，他们最好在室内做一些简单的活动。比如说打太极拳、做广播操、跳交谊舞、举哑铃、握握力器等。但是对于那些高血压、严重心脏病患者，最好不要进行体育运动。

应该选择恰当的锻炼时间，最适合锻炼的时间段为下午。因为在这段时间内，人的精力最充沛，是比较适合锻炼的。对于上班族来说，这个时间段是锻炼效果最佳的时候。如果没有时间锻炼，最好是将锻炼时间调换到晚上，这时整天的事情都已经做完了，大脑处于最放松的状态，此时进行锻炼不仅可以缓解疲劳，而且能够将脂肪燃烧，具有一定的减肥效果。

另外，不少人习惯于在早晨进行锻炼，需要注意的是，晨练没有必要花费太长的时间。因为早上八九点钟的时候，人体血压会持续增高，如果晨练时间过长，就会对身体造成不利影响。

此外，锻炼的时候，应该特别要注重一些问题。比如锻炼的时候，不要低头凹胸；动作幅度不要过大，以免发生损伤；运动必须要适量，特别要注意冬季的防寒保暖。

还有，必须长期坚持锻炼。“天天锻炼最有效”，我们强调的关键问题就是坚持。因为运动有可逆性，若是在中途停止，就会极大地降低锻炼功效，甚至极有可能出现反弹的事情。所以，必须应该长期坚持，不能半途而废。

为了保持坚持锻炼的积极性，我对大家提出以下建议。

（1）为自己添置一双舒服一点的运动鞋。穿上舒服的运动鞋，让你更具有运动的想法，而且有助于锻炼。

（2）最好自己制定一个奖惩制度。如果自己完成任务，可以给自己一点小小的奖励，比如说买点自己喜欢的东西。反之，就是少吃那些自己爱吃的食物。

（3）对于运动缺乏自觉性的人而言，最好找一个同伴进行监督。

（4）帮助自己设立一个小一些的目标。锻炼是为了循环渐进，“不要把弓拉得太满”。

（5）可以在日历上标记自己运动的日期，将每天都能完成的任务全部记录下来。可以在做上标记，等你做到一个月的时候，感觉自然是不一样的，激励自己继续锻炼。

出一出汗，小病不用看

我的朋友杨女士在天气逐渐转凉时，衣服穿得有一些单薄，不小心患上了感冒，总是觉得头晕晕的。她吃完药以后，也没有起到多大的缓解效果，因为很多感冒药都有一些催眠作用，使得她早上上班时差点睡过了头。杨女士的住处离公司非常近，但是因为交通问题总堵车，所以到公司的时间超过了40分钟。

为了避免堵车，她坚持每天骑自行车去上班，骑到公司的时候，她已经大汗淋漓。随着汗的退去，杨女士觉得自己非常精神了，感冒症状也消退了不少。坚持了几天，她的病居然不治而愈了。

“练出一身汗，小病不用看”，经常从事体育锻炼，身体出出汗，那么一些小病不治疗也能痊愈。现在，随着生活水平的不断提高，很多家庭安装了空调，只要天气有一点热，就门窗紧闭开起了空调。其实这样对身体并不好。长时间待在空调房间内，会造成身体机能的紊乱，让风邪有可乘之机。所以，平时不妨多运动一下，出出汗，对人体有很多好处。

首先，调节体温。人在运动的时候，身体的体温会慢慢地升高，通过出汗，可以调节身体的温度，防止身体温度过高而造成脱水。

其次，降低血压。运动出汗之后，人体的毛细血管会有所扩张，血液循环的速度会加快，起到了降压的目的。

再次，排毒、减肥。运动出汗，可以将沉积在体内的毒素通过汗液排出体外，起到排毒养颜的效果。杨女士的感冒症状之所以会减轻，很大一个原因就是出汗之后，病菌随着汗液被排出了体外。不仅如此，出汗的过程中，脂肪会大量燃烧并转变成热量，然后随着汗液排出体外，起到了减肥的效果。

不过需要注意的是，并不是出汗越多越好。汗液中含有很多成分，除了盐、酸和碱之外，还含有钙。大量出汗会造成人体脱水和脱钙。如果钙流失严重，会造成人体腿脚抽筋、肌肉抽搐等。时间久了，还可能引发软骨症等疾病。尤其是儿童，在身体发育阶段一定要保证身体有充足的钙质。为了避免这一现象，在进行锻炼的时候，一定不要过量，适可而止。另外，锻炼过后，最好喝些盐水来补充身体流失的盐分，然后还要吃一些含钙量丰富的食品，比如牛奶和鸡蛋等。还要保证营养均衡，及时的补充人体所需要的蛋白质和碳水化合物。

锻炼出汗之后，还要注意保暖，不要迎风，避免着凉。夏天不要因为太热，就马上去冲凉水澡。要先用干毛巾把身上的汗擦干，半个小时之后，再用温水冲洗。冬天的时候，出了汗不要立刻脱衣服，要等汗液干之后，再换上干净的衣服。

锻炼无处不在，贵在长期坚持

小区的王女士是学校的体育老师，她不仅非常重视体育锻炼，而且经常带领全家一起参加体育锻炼。

她们家的运动项目非常丰富，有篮球、乒乓球、钓鱼、放风筝等，体育锻炼不仅让他们获得了健康的体魄，而且她儿子在当兵体检中，顺利通过了各项测试。

王女士的老母亲已经年近八旬了。王女士每天早晨都会陪着老母亲到公园锻炼，走上几圈，老太太的腿脚还很灵便，老人总说："一天不动就不舒服。"

老话说："若要健，天天练。"如果想要保持身体的健康，锻炼是必不可少的。随着科技的进步，从事体力劳动的人群越来越少，天天锻炼是维持身体健康的重要元素。根据研究证明，不进行体力劳动的人，每天至少要拿出半小时的时间进行体育锻炼。随着生活节奏越来越快，加上城市拥挤、锻炼设施不齐全的原因，很多人缺乏锻炼。要想改观这种现状，需注意以下两点。

首先，在休息或者假期间，不要总是闷在房间里，尽量到户外活动，到外面散散步。散步是一种既简单又健康的锻炼方式，各个年龄阶段的人都适合这种锻炼方式。

其次，少玩电脑、少看电视，改变一到家就躺下的坏习惯。很多人一到了家里，就坐在或者躺在沙发上看电视或是玩电脑游戏，甚至还会边吃零食边看。这种习惯是非常不好的。不仅容易让人变懒、不喜欢运动，而且这类人群容易出现肥胖、气虚等症状。

很多年轻人都认为自己的工作过于紧张，根本没有闲暇时间进行运动，其实这是一种错误的想法。我们可以选择的锻炼方式有很多，除了一些常规的体育运动外，生活之中可以选择的锻炼方式还有很多，比如少开车多步行。随着越来越便利的交通，很多人外出采用的交通工具都是车，这样虽然节省了时间，但是不健康。在上下班的时间，你可以选择步行，不仅可以锻炼身体，而且也是一种环保的生活方式。再比如干家务，也是一种很好的锻炼方式。在茶余饭后，做一些基本的家务，拖地板、洗衣服、铺床、叠被等，虽然是日常较为简单的家务，但需要肢体参与运动，也是一种不错的运动方式。

另外，在工作之余动动手脚也能起到锻炼身体的作用，现在为大家介绍几种简单的方法。

（1）脖子操：双手横放在脖子上面，脖子依附在手臂上左右摇摆。可以让脖子周围的组织得到充分的锻炼，而且可以预防颈椎病、高血压。

（2）拉手指：左右手指互相拉拽（将所有的手指都拉拽一次），能够对手指疲劳起到缓解的作用，对于经常敲打键盘的人士非常适合。

（3）眼部运动：用中指按揉眼睛的中上部，轻轻地揉动 1～2 分钟，然后对眼球进行随意转动。对于经常用眼的人士而言，不妨在间隔半小时，向窗外眺望 3 分钟，最好是多看一些绿色植物。总之，生活中的锻炼无处不在，需要我们长期坚持，每天都应该动一动。

跑跑跳跳浑身轻，不走不动皮肉松

小张是一个非常爱美的女性，但是她生完了孩子之后，就长了很多的赘肉，穿不进去原本的漂亮的衣服了。于是她想要节食减肥，但是孩子才出生，还处于母乳期，因此节食对孩子和大人都不是很好。她也想去减肥中心，但是刚出生的婴儿根本就离不开她。为此，她非常的烦恼。

但是没想到几个月以后再看见小张，她却变得非常苗条，精神状态也变得很好。

有些人就忍不住问她："小张，你吃了什么牌子的减肥药？身材怎么恢复的这么快？"

"我哪有吃什么减肥药啊？我就是等孩子睡着了之后，就在家里来回跑跑跳跳的，没想到这样几个月下来以后，竟然瘦了这么多，我的皮肤也变得紧实了。"

"跑跑跳跳浑身轻，不走不动皮肉松"，这句话的意思就是经常跑跑跳跳会让身体变得非常灵活，让人有一种非常轻盈的感觉。另外，因为长期的运动，皮肤也会变得更加紧实。

对于青少年和儿童来说，跑跑跳跳是一项很好的运动。科学表明，经常跑跳可以促进孩子的成长。这是因为青少年正是长身体的时候，经常运动，可以刺激骨骼的生长，从而有利于青少年的成长。要是经常跑跑跳跳的话，可以使肌肉组织得到锻炼，随着肌纤维不断变粗，肢体也就会变得更加强壮。

天气好的时候，经常带孩子做一些跑跑跳跳的运动，不仅可以锻炼筋骨，还可以经常照射到紫外线，产生维生素D，促进身体中钙质的吸收，也就会加速孩子的成长。当然，想让孩子长高，也可以适当地引导孩子做运动，还要注意要给孩子增加营养，经常给孩子吃一些含钙高的食物。

对于老年人来说，经常跑跑跳跳，可以锻炼骨骼的组织，让骨骼变得强壮，可以预防骨质疏松以及骨质坏死的疾病。另外，在跑跑跳跳的同时，人体会吸收氧气、呼出二氧化碳，这样就可以锻炼呼吸机能，有利于身体中各项机能的增加。

虽然跑跑跳跳是一个非常好的运动，能够使人们的身体得到很好的锻炼，但是还是有一些注意事项。在运动完成之后，一定要记得拉伸小腿。

很多女性不想锻炼的原因，就是怕经常锻炼，会让自己的小腿变粗，这样就会影响自己身体的美观。因为小腿附近的肌肉非常的敏感，经常跑跑跳跳，小腿部的肌肉就会变得坚硬，如果不能够及时拉伸，那么就会演化成“萝卜腿”。但是在运动之后及时地将小腿拉伸，肌肉就会变松，这样就可以避免小腿变粗。

此外，跑跳运动的活动量是非常大的，每一个人的心脏和肺的机能是不一样的，所以跑跳运动的时间要根据自己的身体状况而定。若是运动的时间太长，就会出现头晕眼花的症状。如果出现了这种症状，千万不能够马上就停下来休息，应该缓慢的运动。

在做运动的时候，也没有必要一定要找一个运动场所，在家里就可以完成，很多运动都是非常简单的。只要你想运动，那么就可以随时享受运动给自己带来的快乐。

伸伸懒腰，精神倍增

伸懒腰能够健美解乏、活动筋骨、放松脊柱、伸展腰部。并且，伸懒腰的动作能够让人体胸腔器官对心、肺产生挤压，利用心脏充分运动，将更多氧气供给至各个组织器官。上肢、上体活动可以将更多含氧血液输送至大脑，让人更加清醒。

伸懒腰能够将全身大部分肌肉收缩，持续几秒钟后，将淤积、停滞的血液赶回心脏，提升血液循环量，进而改善血液循环。这个动作能够让颈部血管顺利地将血液输送至大脑，让大脑得到充分滋养，进而消除疲劳、提升精神。伸懒腰的过程还可增加吸氧量，呼出大量二氧化碳，加速人体新陈代谢过程。伸懒腰还能够让全身肌肉，特别是腰部肌肉，在规律伸缩过程中得到平衡，慢慢地强壮起来，预防腰肌劳损。伸懒腰的过程还可纠正脊柱过度弯曲，保持身型。

通常情况下，我们会将伸懒腰看成是懒惰的表现。实际上，伸懒腰对身体健康是非常有好处的。对于长期坐在椅子上工作、学习的人来说，长时间弯腰、低头，身体得不到活动，流进脑部的血液不能顺畅。时间久了，大脑、内脏器官活动会受限制，导致新鲜血液供应不足，废物不能及时排出，进而产生疲劳。

伸懒腰的过程中，很多人都会再配合打个哈欠，头向后仰，双臂向上举。这样做有很多好处，首先，流进头部的血液量会增加，使得大脑得到充分滋养；其次，伸腰后仰的过程中，胸腔可以得到扩张，心、肺、胃等器官功能被很好地改善，血流更畅通，不但能够提供足量的营养物质，废物也可被及时排出。并且，伸懒腰的过程中，扩胸动作能够多吸入些阳气，以提升体内新陈代谢过程，提高大脑、其他脏器的工作效率，缓解疲劳感。

中国有句古话："春困秋乏"，春季暖洋洋的阳光会让人产生睡意，尤其是下午，工作或学习久了，就会觉得疲乏，此时伸个懒腰，立刻就会觉得非常舒服、精神倍增。即便不疲劳的时候伸个懒腰，也是很舒服的。

伸懒腰是有一定技术含量的，进行的过程中应当尽量舒展身体，伸直四肢，全身肌肉用力。伸展的过程中，应用力吸气；放松的过程中，应当尽量松弛全身肌肉，用力呼气，这样才能获得更好的锻炼效果。对于老年人来说，常做上述动作，能够增加肌肉、韧带弹性、延缓衰老。

按摩拍打，快速消除脑疲劳

现代人的生活工作压力都非常大，会经常感觉身心疲惫。专家提出，产生疲劳的性质不同，缓解疲劳的方法也是不同的，如果只是躺下来睡大觉，不仅不能消除疲劳，还极可能让人更加疲劳。专家解释说，脑力工作者由于长时间用脑，容易导致大脑中的血液以及氧气的不足，这种疲劳被称之为"脑疲劳"，常见表现为食欲不振、头昏脑涨、记忆力下降等。此时，消除疲劳最佳的方法并非是睡觉，而是适当的参加一些体育活动，如做操、打球、散步等活动量小的运动，可以有效增加血液当中的含氧量，充足大脑当中的氧气量，疲劳感也就会随之消失。专家还特别提醒大家，活动的强度不宜过大，时间也不要过长，以免造成身体的疲劳。

专家表示，如果只是非常轻微的脑疲劳现象，完全没有必要过于紧张，应放松身心。合理用脑，最好是劳动与休息相结合，同时可以做一些适量的活动。下面给大家推荐一些简单的健脑方法。

1. 按摩术

（1）放松身体，闭眼静心。用右手的中指按摩眉心，时间控制在3分钟左右为宜。

（2）放松全身，闭眼静心。用双手的中指同时对太阳穴进行按摩，时间控制在3分钟为宜。动作轻柔。

（3）放松全身，闭眼静心。用两只手的食指轻轻点揉双耳耳垂后凹陷处，次数控制在20次左右。如产生大量唾液，可以分3次咽下，能够滋润脏腑。

（4）放松全身，闭眼静心。用两手食指按揉后脑玉枕部位，时间控制在3分钟为宜。

2. 拍打术

一旦出现脑疲劳的症状，应该立刻让全身放松，可用双手五指轻轻地按揉头部。但需要注意的是按揉时力量不可过重，最好以无声为度。最好是用五根手指的指腹进行敲打而非掌心，拍打时间控制在3分钟左右，不宜过长。平日可以经常梳理、按摩头部。

3. 吐纳术

用鼻子轻轻地吸一口气，然后轻轻地将这口气呼出来，臆想将自己全身污浊的东西全部吐出来，可以反复进行36次。感觉到脑部非常疲劳的时候，就做几次深呼吸，时间控制在4分钟为宜。

此外，平日应该合理膳食，荤素搭配、粗细搭配。建议广泛食用不同种类的食物，包括薯类以及谷类、动物性食物、豆类及其制品等。大脑在代谢的过程中需要大量的蛋白更新自身，所以脑力劳动者应该保证自身蛋白摄入的充足，如鱼、牛奶和其他蛋白质食物等，以确保充沛的精力，提高思维能力。脑组织里的氨基酸又以谷氨酸为主，豆类、芝麻等食品当中都有丰富的这类氨基酸，平时可以根据用脑程度保护大脑。每周最好坚持散步 4 次，每次时间控制在 35 分钟左右，或者进行 3～4 次户外活动，坚持一段时间后，提高自身免疫力，抗疲劳的功能也会增强。

踢踢毽子，既练腿脚又练脑

最近电视台的“小区文化行”节目组进入了我们的小区，因此就给小区带来了很多的欢乐，其中参与活动最多的就是老年人。

电视台的人看到大家都这么积极，于是就建议他们一起出演节目。你别说，平常很多人蹦蹦跳跳的，但是一说到上电视表演，那就都胆怯了。

老张就是一个积极分子，也是一个非常热心的人，小区里的事情都少不了他。“你们说，人家电视台来人了，要我们出节目，我们要是没有节目，那多不好意思啊。”老张心急如焚地说。“那你出一个节目吧，你以前不是在单位做领导吗？又善于组织。”有人对他建议道。“可是，我又不会表演节目啊？”“你不是踢毽子踢得蛮好的吗？那你就上台去踢毽子吧。”有的人开玩笑地说。这句话倒是真的点醒了老张。“那好，我们就上台表演踢毽子得了，你们谁会踢毽子，都跟我一起上台表演。”老张斩钉截铁地说。于是，他就带领这一群人表演了一场踢毽子的运动，表演非常成功。说到踢毽子，也是有很多的老话的，想要让自己的腿不老，那么就要经常踢毽子。踢毽子对于锻炼人的大腿也是非常有帮助的。

人是靠双腿走路的，如果我们的双腿不好，那么就会对我们的生活造成很大的影响。并且，拥有两条美腿也是女性们非常喜欢的事情，也可以让男性们拥有无数的魅力。

其实锻炼腿的方法有很多，像跑步、散步等，但是，踢毽子其中最好的一种方法。因为踢毽子可以让腿部的肌肉变得结实，这样走路也更加轻快。

此外，踢毽子还有很多的好处。首先，踢毽子的同时既可以锻炼身体，又可以娱乐身心。在踢毽子的时候，有时候要抬腿，有时候要转身，并且还要聚精会神地盯着毽子，脑子中还要想着下一步要怎么办，可以说身体中的各个部位都参与着这项活动。

其次，在踢毽子的时候，人的全身都参加这项活动，因此就促进了全身血液的循环，因此就会加强心脏功能。在整个的运动中，肠胃蠕动也会加快，这样就会有利于消化功能的提高。

再次，不管是年轻人还是老年人，都很适合踢毽子。有时候还可以很多人一起踢，这就可以提高社交活动。

当然，踢毽子虽然对大多数人的身心都有益，但是也不是任何人都适合踢毽子的。一般有心脏病和高血压的人，不适合这种运动。在刚踢毽子的时候，不能够很着急，要慢慢来；但是也不能时间太长，这样容易损害机体。

五脏保健长寿操：养心调肝，养肺健脾

著名中医李济仁教授已经年近九十，依然步履轻盈。有人向他询问“长寿经”，他就将自己总结的运动保健养生方法教给大家。这套养生法以心、肝、肺、脾、肾五脏保健入手，我们将这套动作称之为“五脏保健操”。

其实，李老的这套养生保健操不仅包括运动，还包括心理、工作、饮食、睡眠等多个方面，可谓是对五脏的全方位呵护，具体方法如下。

1．首推养心

（1）每天在睡觉之前对手上的劳宫穴和脚上的涌泉穴放在一起，这样做的目的就是心肾相交，提高睡眠质量。

（2）养心就是养精神，在遇到事情时尽量保持心态的平和，不计得失，与人交流要保持年轻态，尽量让自己保持安静的状态。

（3）在滋养身体的时候，不妨用西洋参泡水喝，常吃桂圆、莲子、百合、黑木耳等，以益心气养心阴。

（4）中午要注意休息。心脏在上午的活力非常强，而且中午是阴阳交合之时，休息能保住心气。

2．注意调肝

（1）劳累过度就会损伤肝脏，平常工作不可过于疲劳，运动也应适量。

（2）人躺到床上则血归于肝。定时上床休息既能保证良好的睡眠质量，还能保护肝脏。

（3）饮食非常清淡，尽量少吃一些辛辣、刺激性的食物，以防损伤肝气。

3. 重视养肺

（1）早晨起床后尽量做深呼吸，速度放慢，呼吸间隔控制在 6 秒左右，这种方法可以养护肝脏。

（2）采用闭气法可以提升肺功能。先闭气，闭住气之后尽量不要呼吸，到不能忍受的时候，再将气呼出来，如此这样进行 16 次。

（3）平时最好多吃一些滋补肺气的食物，如玉米、黄瓜、西红柿、梨等。

4. 注重健脾

（1）日常生活不妨多做按摩与运动，可以助脾气、增加脾气的运化能力。如每天早晨起床前或是睡前对腹部按摩 39 次，就是在床上进行仰卧，以脐为中心，用手掌沿着顺时针的方向按揉 39 次，然后采用逆时针的方式按揉 39 次，然后用手掌在劳宫穴位置拍打 120 下以及对肚脐下的关元穴敲打 100 下。

（2）脾胃是气血化生的源头，是后天之本，健脾经常与养胃一起。在饮食方面，日常不可过饱。每天多吃一些健脾胃、助消化的食材，如山楂、山药等，夏天可以多吃一些海带、冬瓜、香菜等养脾开胃之品。

5. 不忘补肾

（1）可以先用一只手按摩关元穴、下丹田，同时用另外一只手按摩命门穴、腰阳关（在腰部，当后正中线上，第四腰椎棘突下凹陷中），可以起到滋补肝肾的作用。

（2）经常吃枸杞、芝麻、黑豆能够滋补肾脏。

（3）小便时可以脚趾用力地并且咬牙切齿，能够起到补肾的作用。

李先生曾指出，养生所面临最大的问题就是坚持，最主要的就是根据自身情况选择运动方式，逐步养成一种生活方式和习惯，才能让我们的养生计划得以施行。

三一二经络操：跃经络，趋平衡

三一二经络操是著名的经络学家祝总骧教授根据经络学说创编的一套经络养生操，这种方法有助于身体养生，可以帮助我们激活自身的生命能量。

1. 第一步：每天对三个穴位进行按摩

这 3 个穴位分别是内关、合谷、足三里。懂得医道的人都知道，内关是心包经上的络穴，合谷是大肠经上的原穴，而足三里也是胃经上的重要穴位，具有很大的保健作用。经常按摩这 3 个要穴，能够激发相应经络的功能，有助于身体脏腑运转，有病治病、无病防病。

（1）按摩合谷穴的正确方法。合谷穴就在我们手背上的虎口处，在第一掌骨与第二掌骨间、第二掌骨桡侧的中点处。如果按摩我们的右手，可以用左手拇指垂直按在合谷穴上，其余四根手指握住右手的手背。拇指一紧一松地按压，可以每隔 2 秒钟按揉一次，按压的时候需要多用一点力气，最好是让这个部位感觉到酸、麻、胀，甚至有时会觉得这种感觉会窜到食指端和肘部以上，感觉有得气现象是最好的。轻轻地按压，穴位处没有感觉的话，很难达到预期的效果。

当然，每个人对于经络的感觉都是不同的，所以按压的力度也要辨证看待，应恰到好处。体质弱一些的人，不适宜接受较强的刺激。另外，孕妇要特别注意，最好不要按揉合谷穴。

（2）按摩内关的正确方法。内关穴位于掌侧腕横纹上 6 厘米（三横指）处，也能把拳头攥起来，手腕关节处有两根筋突起，内关穴就位于两根筋处。

按摩内关穴时也需要加大力度，最好可以让这种酸、麻、胀的感觉蔓延到肘部，下窜到中指。如果大家按摩右臂，我建议可以用左手垂直按在内关穴，其余四指则握住右手的前臂。左手拇指指甲的方向要竖向，同内关穴旁边的两筋平行，然后用指尖有节奏地点按这个地方，一边配合着揉的动作。如果可以绵延这种酸麻的感觉，效果也就更好了。

（3）按摩足三里的正确方法。按摩足三里时必须要得气，最好选择拿按结合的按摩方法。如果我们对足右侧的足三里进行按揉，可以将左手的拇指放在足三里穴上，其余四指则握住胫骨，然后拇指垂直下按，每次按揉隔 2 秒钟。力度一定要加大，不但要出现酸、麻、胀的感觉，最好让这种感觉在肢体上蔓延。

2. 第二步：每天进行一次腹式呼吸腹式呼吸锻炼法既能采用平卧的姿势，也可采用端坐的姿势。练习的时候必须放松全身，将意念全部集中在丹田处，吸气的时候必须要缓慢进行，保持胸部不动，小腹缓缓地鼓起来，稍停片刻后可以将气缓缓地呼出来。呼气时，腹肌收缩，小腹凹进去。最好是早晚各活动一次，每次 5 分钟即可，呼吸频率在最初的时候应为每分钟 10 次，熟练之后可以调整为每分钟 5 次。在呼吸时，要尽量自然一些，不要憋气。对于初次学习者，意念可能不易集中，这也无碍，只要长期坚持下去，就会取得不错的效果。

腹式呼吸不仅可以活跃到小腹部的九条经络、充实先天后天之气，也能对腹腔起到按摩的作用，从而有助于脏腑器官的气血运行，增强这些器官的能力。

3. 第三步：多参加一些以腿为主的体育锻炼人一旦步入老年生活，最好采取一些以动腿为主的体育锻炼，有助于激发身体内的经气运行。另外，腿部的肌肉运动也是通过腿部神经的反应来影响到上肢躯干和全身运动，且可以起到刺激心血管呼吸中枢，增加心脏的输出量和肺的通气量，使气血更加通畅，脏腑的功能得到新的平衡能力。尤其是老年人，可根据自身的体力和喜好选择打太极拳、慢跑、散步以及各种室内健身运动，如交谊舞、各种保健操等，都能起到强身防病的功效。如果体质太虚弱的老人，还可以做一些下蹲动作或原地踏步，以微微感到喘和吃力为度。在练习一段时间以后，再逐渐增加速度和次数，长期坚持就能提高身体的免疫力、增强体质。

拉筋养生法：祛痛、排毒，增强人体抵抗力

随着年龄的增加，每个人都可能出现筋缩的症状，从而引发腿麻、头晕、肌肉酸痛等各种不舒适的症状，严重者极容易引发多种疾病。而且，年纪越大，筋缩现象也就越严重，引发的疾病可能也就越多。

中医认为，“百病由筋生，筋柔病自消”。香港名医朱增祥先生在多年的医学实践当中发现，只要人们在日常的生活中多做拉筋活动，增强经筋

的柔韧性，就能引起益寿延年的作用。在《筋长一寸，寿延十年》一书当中，朱老非常详细地介绍了拉筋的方法以及注意事项，为大家简要介绍一下其中一种卧位拉筋法。一般而言，卧位拉筋法需要借助椅子、茶几或床来进行锻炼，具体做法如下。

（1）最好是用两张平坦、舒适的椅子，也可选择一张两面靠墙的床、一张茶几摆放在近墙边或门框处。

（2）坐在靠墙边或门框的椅子、床上、茶几。臀部最好靠近椅子、床边、茶几。

（3）躺下仰卧。将靠里面的一条腿（左腿在里则用左腿，右腿在里则用右腿）伸直倚在墙柱或门框上，另一只腿曲住，让其垂直落地，尽量与地面触及，无法触及地面的时候可以书本等会垫住。

（4）仰卧时，双手举起平放在椅子、床上或者是茶几上，期间垂直落地的腿可以摆出骑单车的姿势，有利放松髋部的关节。

（5）保持这个姿势大约为 10 分钟，然后再移动椅子、茶几，寻另外一侧的墙或门框，或是到床的另一靠墙边。在以上面说的方法，左、右脚转换，再做 10 分钟所有。

老年人在侧卧拉筋动作的时候，最好可以借助一些工具。朱增祥先生在给病人进行拉筋治疗的时候，通常会用到以下工具。

1. 绑带

在进行侧卧拉筋的时候，通常会将椅子或茶几靠在墙边进行练习，同时需要一位同伴从旁协助。紧贴在墙面上，如果需要经常进行卧位拉筋，不妨做一个拉筋凳，再加上绑带的作用，自己一个人也能进行拉筋训练。练习的时候，需要将上举的双腿用绑带固定在拉筋凳的立杆上，以防大腿弯曲。需要注意的是，绑带应绑到膝盖以上位置，否则非常容易导致膝盖受伤。

2. 沙袋

在做卧位拉筋的时候，一条腿被缚拉筋凳上，另一条腿则应垂直落地。但是如果出现筋缩的症状，脚掌一般无法着地，在没有沙袋的情况下，只能依靠人力压腿，令脚掌逐渐向地面靠近。如果有沙袋，就是通过脚掌的力量向下压。沙袋应该绑在小腿上，可根据自己的实际情况调整重量，2.5～7.5 千克都可以。

3. 脚垫

脚垫有两种，一种是上脚垫，一种是下脚垫。上脚垫的制作材料可选择泡沫，垫上之后会感觉舒服一些；下脚垫是放在地上，可以将脚放在上面，可以减轻拉筋的痛苦。下脚垫可以用不同厚度的东西叠放在一起，随着拉筋时间增加，缓缓地将脚垫取出来，直到脚掌可以完全落到地上。

4. 枕头

虽然卧位拉筋法主要锻炼的部位是髋部和腿部的经筋，但是平躺时感觉腿部不是很舒服，不容易一次拉筋到位。如果有枕头垫在头上，躺着拉筋相对而言会舒服一些，另外用上枕头还能预防高血压的人在伸展拉筋时出现各种症状。

5. 计时器

把一个计时器放在身边，避免了担心时间过少或过多的问题。另外，计时器还能给人期待，让人在忍受拉筋的痛苦时，因为期待计时器的声响，增强自身的忍受能力。朱增祥先生认为，一条腿的锻炼时间最好控制在 10 分钟之内。

运动虽好，也不宜过度

我的外甥前几天在打球的时候受伤了，去医院检查了之后才发现并没有伤筋动骨，只是肌肉组织因为长时间的运动受了点轻伤，以后注意调养一下就可以了。

这个周末，外甥写完了作业之后又准备出去玩。

“你的腿不是已经受伤了吗？怎么还要去打球？”我问道。

“没事，这就是一点小轻伤，无所谓的。”他非常不在乎地说道。

“那样是不成的，虽然运动对身体是非常好的，但是也不能长时间的运动，尤其是在身体还没有完全康复的时候，你还是不要运动为好。”我说道。

“养生在动，动过则损”。运动对身体是非常好的，尤其是现在这种现代化的社会，生活的质量提高了，体力的运动就会变少，很多人的体质都是缺乏运动的。据调查，全球肥胖症和冠心病增加的原因，很大一部分是因为长期不运动。

缺乏运动的危害是非常大的。首先，经常不运动会导致智商下降，这是因为经常运动会使脑部的血液循环，如果经常静止不动，就会对人体血液循环造成一定的影响，大脑的血液就会减少，因此就会造成智力的下降。其次，不运动会导致人体肥胖，还会引起情绪化，若是长时间处于这种状态，那么就会造成抑郁症。

经常运动的确是对人体有一定的好处，但是运动也要适量，否则，不仅不会给自己的身体带来健康，还会损害自己的身体。根据调查，很多运动员的寿命并不是很长，就是因为过度的锻炼对他们的身体造成了一定的损害，因此造成了身体中某些器官的老化，所以就影响了这些人的寿命。

很多人在刚刚开始运动的时候，情绪是非常高涨的，希望马上就会有效果出现，因此就不管自己的身体条件的局限性，肆意的运动，结果不仅仅会损伤自己的身体，还会影响以后的锻炼情绪。另外，哮喘和贫血的症状有些也是因为过度运动造成的。

那么怎样锻炼才是正常的呢？因为人体的条件不同，所以这也是因人而异的。专家们经过研究得出，每星期锻炼 3～5 次较好。以前没有锻炼、刚开始锻炼的人，一般就要循序渐进，不可以过度的锻炼。可以在刚开始的时候少锻炼，然后逐渐增加到 3～5 次。

锻炼的时间也是有规定的，一般人要 20 分钟左右，这样才能够达到消耗脂肪的作用。所以说，我们在锻炼的时候，要大于 20 分钟，但是不能够超过 1 个小时，避免身体发生过度疲劳等症状。因此，运动时间最好在 20 分钟以上、1 个小时之内。

另外，运动中还有一些注意事项。首先，在运动完之后，不可以立刻蹲下来休息。有一些人因为锻炼很累了之后，就会立刻蹲下来休息一会，这样是不可以的。因为人在大量的运动之后，立刻就将身体蹲下，那么肢体的血液就会下流，进而就会影响全身的血液循环。静脉血管里面就会积攒大量的瘀血，心脏就会因为缺血，出现恶心、呕吐等症状。所以，运动之后马上蹲下来是不正确的，而是要站在原地活动一下筋骨，做一些深呼吸的运动。

其次，在运动完之后，不可以淋冷水浴。很多人在夏天运动过之后，会出很多的汗。于是就很想淋冷水澡，但是这样也是不可以的。运动之后，人体的毛孔就会全部打开，这样病毒就很容易侵蚀到人体中，如果立刻就淋冷水，就会引发感冒发烧等疾病。

再次，运动完了以后，不可以大量的喝水。也有很多的人在剧烈的运动之后，就会觉得口渴，因此就觉得自己的身体中缺水，就会饮用大量的水。其实这样的做法也是不正确的，大量饮水会造成身体中盐分的流失，影响新陈代谢的平衡，出现呕吐等现象。

运动可以说是加强身体机能的好的方法，但是，如果运动的方法不适当，也会损害我们的机体。因此，我们要学会合理的运动。

第六辑

经络保健篇

调经活络，解决身体大问题

手太阴肺经——肺为娇脏，防寒抑邪重中重

肺经，以肺为中心，横亘人体胸、手、手掌、拇指的经脉。当人体的呼吸系统遭遇到伤害的时候，就需要找寻位于此经脉的各个穴位，并利用相关穴位进行各种治疗，以让其产生相应的正向疗效。肺部的功能，以将空气吸入体内为主，同时将其分配到人体的五大脏腑，进而维持人体的基本生存。倘若这样的机能出现了异常情况，就会出现上火、口干渴、胸痛、咳嗽、心悸、喘息等各种症状的相继出现。同时，还会让我们出现脖根部痛、肘至手腕痛或者麻痹等现象。随着身体机能的逐渐降低，皮肤同时还会出现干燥、没有光泽等各种现象，还有脸色苍白、声音微弱、元气丧失等，同时连带失去各种耐性。精神上当然也不会少，往往因为小小挫折，导致我们心情暗淡。人体的呼吸系统疾病，往往在秋冬之际总有恶化的倾向，所以希望大家提高自己的警觉。食物方面，以清淡的食物为主，而不要喜油腻食物。当我们身体呈现以上的一些症状时，最好刺激肺经上的穴位，让我们的气血得到流通顺畅，让身体迅速地恢复到轻松状态。肺经的主要穴位，包括中府穴、云门穴、天府穴、侠白穴、尺泽穴、孔最穴、列缺穴、经渠穴、太渊穴、鱼际穴、少商穴等。

源于三焦腑中的各个脏器的，气血物质、气化之气，通过肺经传输合并之后，最终化为云状气态物，而且以云状气态物的形式在经穴内外传输。

在上臂，雨状云系气态物会进一步的散热缩合冷降，其中一部分气化的阳热之气，就会从上肢上升于头面的天部，化成为密度、比重更大的雨状云系，则向下臂传输，通过下臂汇聚肺经阴液，最终不断渗入脾土之中，归于任脉、大肠经，一方面还循肺经，流向了凉性水湿之气，进而回归肺脏。

归结起来而言，云态物质的变化主要为气上行于头部，也同时下降为水滋养我们的脾土和肺本身。而不同的穴位，均有凉降和热升的功用，更也有调节分流的作用。所以，同样能够滋养皮毛、润燥，更能够养阴。

那么，究竟我们该怎么用肺经呢？在此，就让我们循着手太阴肺经络的轨迹，好好地讲述其中的特效穴位吧！

1. 中府穴

从胸骨旁开 6 寸，即四横指为 3 寸，再四横指过 6 寸，这里边就是中气之府。中气是什么呢？很多大夫都说某某中气不足，中气其实就是指脾肺之气。中府，即脾肺之气汇聚的地方，在该穴位能兼治脾肺两脏之病，一是治疗气不足，喘不上气来；二是当脾有问题，出现腹胀，消化不好都能够按中府。脾的运化不好，常常造成水肿，按中府也是管用的。另外一方面，还能够治疗咳喘。

2. 尺泽

从天府往下走，从肘横纹的外侧，这一块即“尺泽”。尺，即尺寸的尺；泽，乃沼泽之泽。当然，此处尺并非是尺寸的含义，虽然也有其他的书上有这样的解释，其实是暗指人体肾脏。泽，更不是水泽的意思，是汇集阳光雨露中雨露的意思。雨露引申出来的意义就是恩泽，即灌溉。尺泽正是补肾的穴位，所以在该地方是灌溉肾的，也就是用以补肾的。所以，我们可以认为尺泽就是肾的补穴。经常听到中医里很讲五行，五行之中肺经属于金，这个穴是金里的水穴，水是指肾，所以，这就是指金生水。按照这些理论来讲，同样是补肾的含义。所以我们一定牢记，该要穴是为人体补肾的穴。肾虚，则会上实下虚，即头重脚轻的意思，下边虚了，而上边很实，气都淤到上边来了，即肾虚，肾不纳气。通过揉这个穴就能将气逐步降下去，该穴位有很好的降逆气之作用。降逆气，能够治疗高血压、哮喘病，因为逆气上来了，所以该穴还可以治疗高血压、哮喘。因此，尺泽穴是非常重要的。

3. 少商

大家记住了，少商是主要治疗咽喉痛的要穴。不管是因为外感风寒引起的咽喉痛，还是因为虚火上升引起的咽喉痛。虽然指掐该穴，也有一定用处，但不是最佳方法。最佳的方法，是以三棱针轻轻点刺，同时挤出一点血来，马上会感到嗓子轻松了。

手厥阴心包经——加固堡垒，守护身体的“一国之君”

手厥阴心包经，从天池穴起、止于中冲穴，左右各有 9 穴。本经循行路线如下：手厥阴心包经从胸中起，浅出属于心包，过膈肌，然后经胸部、上腹、下腹络于三焦。由胸部分出支脉 1，从上臂前侧的手太阴肺经、手少阴心经间，通过下行到肘横纹，再向下入小臂两筋（桡侧腕屈肌肌腱与掌长肌肌腱）间，最后入掌中，沿着手中指桡侧出指末端。由掌中分出支脉 2，则沿手无名指，出指末端，然后接手少阳三焦经。

中医一直强调：养生必先养心。养心，是保持脏腑功能健康运行的最重要基础，如果心不处于正常状态、血脉闭塞不通，就会让我们各个脏腑的功能出现影响，而且损伤形体，进而无法达到养生长寿之良好目的。因为“心主神明”，所以调神即可养心。中医养神中尤其强调“静养”，保持我们内心的清净和安宁。

心脏作为人体非常重要的器官，随着外界气温的不断变冷，心脏病也就容易进入发病高峰期。要想保持心脏的健康，同时预防各种心血管病的发生，往往成为人们最最关心的健康话题。大家都注意经常揉揉自己的伞大穴位，这对于保持心脏健康，是非常有裨益的。

手厥阴心包经主要治疗胸、心等相关循环系统的各种病症、神经精神方面的病症，以及本经脉所过的各个部位的各种相关病症。在现代医学理念中，当然是无心包这个概念和名词的。因为在古代中国人看来，心脏是人体最最重要的大器官，所以一直以为心脏的外面，还有一层非常神奇的重要的膜，时时刻刻地保护着自己的心脏，而此膜即称为“心包”。因此，心包有着保护心脏、使心脏机能能够保持正常运转的强大功能。心包经，正是通过分隔胸腹的三焦中的膻中、中脘、阴交等三个非常重要穴位的经脉。通过胸部之后，经侧腹、手的内侧、手掌、中指，然后一直连续而下。心包经包围着心脏，有着非常好的保护作用，若有受损，症状和心脏被伤害时的几乎一样，如脸部上火、发红、心悸、目黄。沿着心包经的经脉，从胸到侧腹，往往会产生疼痛、麻痹感，而且伴发抽筋、手掌发热等其他症状。心包经有异常的时候，压迫胸部的膻中穴位往往有疼痛感，背上的第四胸椎旁的厥阴俞穴位，还会感觉有硬块。心包经的穴道，同时包括天池、天泉、曲泽、郄门、间使、内关、大陵、劳宫、中卫等。心包经出现异常时候，请利用以上穴道，进行相应的治疗，症状一定能获得相应的改善。

心包作为我们常说的人体第六脏，配三焦这个腑，相表里。心包经的循行时间是晚上 19 点到 21 点，即戌时。正如此前所言，心包常被我们理解为心脏外面的一层包膜，中医又认为心为君主之官，所以是不能受病的，心脏之病由心包代受，所以心包就是用来保护我们的心脏的，一定要让心脏机能正常运行。

千万铭记，心包经上的病症，同心脏受到伤害是完全一样反应的，如脸红、心悸、心律不齐、心痛等。心包络异常往往能够从其经络的募穴膻中，以及背腧穴厥阴俞压痛来进行确诊。心包经是通过膻中、中脘、阴交三穴和三焦经相络，主干是从我们的腋下天池开始，然后往上沿上臂内侧，再至掌中劳宫，最后出于中指的末端中冲穴，前后一共有 9 个穴位。

心包经主要治疗的病症，同心经差不多，主要是为胸心循环系统，以及相对应的神志方面的疾病，同时还有经络所循行路线上的各种问题。

1. 天池穴，天泉穴——乳腺增生

天池穴位于乳头外 1 寸，也在第 4 和 5 肋之间，很好寻找。这个地方是女性极易在乳房里长硬块的地方，应该考虑从心包经上进行治疗。天泉穴，是腋横纹头下 2 寸，于骨头边取穴。用得并不是很多，能够知晓位置就好。

2. 曲泽穴——心脏上的病症、胃痛

从天泉穴向下之后，则是人体的曲泽穴，肘中间的位置有一条非常大的筋，而筋的外侧则是尺泽，相应的内侧正是曲泽。曲泽穴，同心包经是合穴，其五行属性为水，如果是现在下半年（冬至到夏至），这时心包经属水，曲泽穴就是心包经的本穴了。曲泽除了利用穴性对心脏上的病症进行治疗外，还可治疗急性胃痛，因为腑病合治，曲泽穴刺血或针刺，通常几分钟就能够见到成效。

3. 间使穴——经穴，心脏病人的保健医、心包经上的虚症

腕横纹的正中，向上直走 5 寸，掌长肌腱与桡侧腕屈肌腱之间。郄门穴为心包经的郄穴，主急症痛症，当人发生心脏病突发、心梗、心痛等症候，可以快速重按郄门穴，就能非常快地予以缓解。这是人体急救的要穴，危急的时刻使用，效果非常快速、非常明显。

在《黄帝内经》中有言："心者，五脏六腑之大主，精神之所舍，其脏坚固，邪弗能容……诸邪之在于心者，皆在心之包络，包络者，心之主脉也……"因此，欲治人体心病，首先要由心包予以入手，才是上上策。心经，作为君主之官。君主之官，即具备一个特性，即君主是不受邪的。心包经相当于心经的一个外卫。外卫是代君进行过之受者，正如同过去的宦官。如果君主有了什么问题，我们是不能去直接打君主的，也就是不能直接打我们的心脏，那将对我们的身体危害雪上加霜。但是，我们是可以通过打宦官，即宦官替君主受过，所以可以通过拍打心包经来解决。我们可以多弹拨腋下的极泉穴，然后拍打两臂前缘的中线，如此动作不仅仅能缓解心经瘀滞，还能缓解许多相关疾病，大有裨益。

涉及心包经的还会有一个问题，因为有的人手心老是爱出汗，这正是因为心包经不收敛。因为心包为厥阴经，是主收的，不收敛的话，就会出现手心冒汗。人一紧张，就爱拼命地双手相搓，这种下意识的动作正是一种自救，一种自我的帮助。搓手心的方法，其实就是在刺激我们的心包经。那么什么又叫"天"呢？其实，身体就是我们的天，我们的生命即是我们的天。就拿心情紧张时搓手心这样一个看似随意的动作来说，正是人在下意识地刺激我们的心包经，当我们手心冒汗时，我们当然不会去直接拍打心脏，那样就会直接伤害身体。人只有在非常喜悦的时候，才会直接捂住心脏这个地方，以不让心气过于地外泄。这些有趣的现象，其实在间接告

诉我们一个非常有用的养生大道理。所以，一定不要忽略了直接身体本身的各种下意识的动作，其实每一个动作都是内涵奥妙，非常有深意的。

手少阴心经——静心安神，心悸失眠不来侵

从心中始发，向外属于心脏和其他脏腑相连的系带，下往膈肌，联系小肠，这就是手少阴心经。其支脉是这样的：沿着心脏的系带部，向上挟到咽喉，同时跟眼球内连于脑的系带紧紧相连。整个直行脉是从心系，向上行至肺，向下则出于腑下，沿着上臂内侧的后缘，走过手太阴，到手厥阴经之后，然后下向肘内，接着沿前臂内侧的后缘（即灵道、通里、阴郄、神门），一直到掌后豌豆骨部，接着进入掌内后边（即少府），然后沿小指的桡侧，从末端出（即少冲），最后接手太阳小肠经。

人体手少阴心经的主要分布，是在人体上肢内侧的后缘，属于心。而在中医上，心是讲“心主神”的，“神”可以理解为是“神智、精神”。从心中出，然后出来属于心脏同其他脏腑相连的系带，向下过膈肌，联络小肠。整个支脉是这样的：从心脏的系带部，往上挟到咽喉，而同眼球内侧连到脑的系带相联系。其直行脉，是从心系（即心与其他脏腑相联系的系带）向上行到肺，向下则出于腑下（即极泉），而沿上臂内侧的后缘，走手太阴，手厥阴经的后面后（即青灵），向下到肘内（即少海），沿着前臂内侧的后缘（即灵道、通里、阴郄、神门等），然后到掌后的豌豆骨部，走入掌内的后边（即少府），最后沿小指的桡侧，向外出于末端（即少冲），

最终接手太阳的小肠经。

当人体的手少阴心经出现了异常变动之后，就会表现为各种病症，比如咽喉干燥、心口痛、口渴要喝水，还容易引发前臂部的气血阻逆，比如厥冷、麻木、酸痛等症。

该经所属腧穴，可以主治相关“心”的各个方面所发生的病症，比如眼睛发黄、胸胁疼痛、上臂或者前臂内侧后边疼痛或厥冷、手掌心出现热痛。

那么，究竟如何才能更好地运用这个重要的经络呢?

1. 少府穴

作为手少阴心经荥穴的少府穴，荥主治人体身热，少府穴在五行中属火。手少阴心经五行也是属火的，经书记述:“心者，五脏六腑之大主也，精神之所舍也。”五行相生的“火生土”，五行相克则“火克金”，故少府主治对应的是久咳、胸痛等病症，非常有疗效。古代医学明珠著作《医宗金鉴》记载得非常好:“主治咳疟久不愈，臂酸，肘腋挛急，胸中痛，及妇人阴挺、阴痒、阴痛，男子遗尿，偏坠等征。”

那少府的穴位究竟在哪里？屈小指，在第 4、5 掌骨间横纹上，就是少府穴。只要我们以大拇指指腹不断摁压少府穴之上，然后食指顶挟住掌骨背面上，再结合大拇指行顺时针的揉按，然后逐渐由轻到重，反复这样几次下来，一般经过 5 分钟的时间，症状就能得到很好的缓解。

2. 神门穴

神门穴，是为人体手少阴心经的俞穴，为心经原气的留止之处，也是本经的原穴。难经记述:“五脏六府之有病者，皆取其原。”原穴，就是原气在经脉中留止之处，所以较其他井荥俞经合等穴的功能，就显得更加重要。神门穴的五行是属土的，心经的五行则属火，五行相生，火也能生土，经书记述："实则泻其子"，所以神门穴可以泻心火、补益心气、安神定志，同时开窍益智。在医学的临床上，在治疗失眠等方面有着非常特殊的疗效。

古籍《医宗金鉴》上记述："神门穴主治惊悸、怔忡、呆痴、卒中鬼邪、恍惚振惊及小儿惊痫等证。"由此可见，神门穴的镇定安神作用，对于人体是有奇效的。

那么神门究竟该如何取穴呢？首先，我们可以将手掌仰开，其穴在掌后的锐骨之端，在腕骨与尺骨的相接处，内侧是凹陷中。当我们心慌失眠时，可以用大拇指指腹不断按压在神门穴上，然后以食指顶挟住腕背上，大拇指则行顺时针揉按，力度上由轻到重，如此反复几次。一般经由 5 分钟之后，人体不适症状就能够很好的缓解。

3. 灵道穴

灵道穴是手少阴心经的经穴，主治针对喘咳寒热，经穴是心经原气行经的地方，灵道穴的五行是属金的。心经的五行是属火的，五行相克就为"火克金"。本穴为土（即胃经）之子，因五行相生为"土生金"，所以"实则泻其子"。因此，灵道穴是治胃气上逆的心痛病症的。

中医学上说，灵道穴是"主治心痛，羊痫，瘛瘲，肘挛，暴喑不能言等证。"如此可见，在人的身体运行中，是具有非常特效的作用了。事实上，这个穴位是非常好找的，只要将双手张开往上翻起，然后在小指内侧腕横纹上过 1 寸 5 分，以大筋内侧上就是灵道穴的位置所在。

当人体有心痛症状出现时，可以用大拇指的指腹以适度的力量按压在灵道穴上，以食指顶挟住腕的后方上，让大拇指行顺时针的揉按，力度还是由轻到重，如此反复几次。一般经过 5 分钟的时间，症状就能有效缓解。对于心气实暴、喑不能言的病候，是非常有效果的。

人体经络的功能，是以运行气血、平衡阴阳、濡养筋骨、滑利关节、联络脏腑和表里上下，同时还是传递病邪的。手少阴心经的五腧穴“井、荥、俞、经、合”，除了各有主治外，在经络循行所起的远治作用方面，对身体的保健都能起到一定的功效。五腧穴均是位于人体四肢肘膝以下的，均是临床上常用的穴道。我们如果能善于按摩、指压、推拿、拍击穴位，就有非常好的自我保健作用，尤其对于防病、防疫很有裨益。

手少阳三焦经——通达百脉的气血运行要道

中医医学则言：“司掌后天元气之源。”肾是人天赋，先天之气的发源地，而三焦乃是人出生后，将经由食物而获得的后天之气吸收体内，并让其循环内脏的机能。三焦是上焦、中焦、下焦三焦所成立的。上焦由脖子根部开始直通心窝处，包含主要的呼吸系统和循环系统。由此可见，三焦经真的可以算是通达百脉的一条气血运行要道。

说起手少阳三焦经，真的非常神奇，之所以叫三焦经，是因为是一条输送我们人体信息的生命线，一旦这里不通，也就相当于阻碍了人体运送气血的交通要道。由此可见，只要我们能够尽量维护好这条线，那么对于我们的生命和未来无疑是一件莫大的好事。

那么何为三焦经呢？三焦经的穴道于心包经中已有提及，而上焦的膻中、中焦的中脘、下焦的阴交都是调节机能的重要穴位。三焦经的经脉发生异常时，身体会出现各种症状，如重听、眼角痛、喉咙或脸颊痛，脖子、下巴、肩膀、手臂疼痛。中焦部分的心窝至肚脐的肌肉发硬，则是生殖器、泌尿器异常的征兆。三焦经的主要穴位有23个，分别起自手无名指（第四指）外侧末端指甲旁之关冲穴（井穴），经第4、5指缝间之液门穴（疗穴），再上行1寸第4、5掌骨间之中渚穴（腧穴），经手腕前表陷中之阳池穴（原穴），再沿腕后尺、桡骨间之外关（疗穴），腕背上尺、桡骨间3寸支沟穴（经穴），上行经会宗、三阳络、四渎等穴，行至肘尖（尺骨鹰嘴）后方凹陷中之天井穴（合穴），肘上骨罅中，井上1寸清冷渊穴，再上为消泺穴，再上为三角肌下方之臑会穴，行肘中即手臂外侧上行，至肩峰后下方臑上陷之肩髎穴（疗穴），再上肩胛骨上角处之天髎穴，行至下颌角后方，耳下1寸之天牖穴，经颈动脉后方耳后尖角陷之翳风穴（疗穴），上头颅耳后方之瘈脉穴，绕耳后上至颅息穴，至耳尖上方发际之角孙穴，并环行至耳前，开口时呈凹陷处之耳门穴（疗穴），从耳郭根上缘平行至颞浅动脉旁之和髎穴，前平行至眉尾之丝竹空穴（疗穴）。

那么怎样利用这条经络为我们身体服务呢？看看下面的特效穴位，希望能对大家有所帮助。

1.关冲穴手少阳三焦经的井穴“关冲穴”，井主治心下满，关冲穴五行属金，手少阳三焦经五行属相火，五行生克金能生水。

手少阳三焦经脉起于无名指的尺侧端，循臂之外侧上行至肩项部，达头面部的耳、目、面颊、额等部位。又入缺盆，布膻中，散络心包，下膈，属三焦。根据经脉所过，主治所及，临床用关冲穴，点刺出血治疗急性咽喉炎有特效。

关冲穴位于无名指尺侧，距指甲角旁约0.1寸处取穴。可以采用三棱针点刺放血法。先将无名指揉搓数十次，使之充血。取关冲穴，常规消毒后，用小三棱针或28号毫针，针尖略斜向上方，刺入1分深。疾刺疾出针，以出血为宜。若未出血者，医者可用拇指，沿患者无名指向关冲穴推压令出血。注意采取男左女右，就是女的针右手，男的刺左手为佳。

2. 液门穴

液门穴为手少阳三焦经的荥水穴，荥主治身热。液门穴在五行属水，三焦经五行属相火，五行相生相克，水克火，所以水盛克火之征，可用本穴清热泻火。

手少阳三焦经脉起于无名指的尺侧端，循臂之外侧上行至肩项部，达头面部的耳、目、面颊、额等部位。又入缺盆，布膻中，散络心包，下膈，属三焦，根据经脉所过，主治所及。

液门穴位于手背第 4、5 指指缝间取穴。自我治疗方法很简单，我们可以用大拇指指腹按压在液门穴上，余四指挟住手心处，大拇指行顺时针揉按，由轻到重，反复几次。一般经 5 分钟后，症状可缓解。

3. 中渚穴

中渚穴为手少阳三焦经之俞穴，俞主治体重节痛，为三焦经原气留止之处（如水之所注）。中渚穴五行属木，三焦经五行属相火，五行相生相克，五行木生火，凡耳鸣耳聋，头痛目眩，咽痛咽肿，三焦经木生火之证，皆可用中渚穴。

手少阳三焦经脉起于无名指的尺侧端，循臂之外侧上行至肩项部，达头面部的耳、目、面颊、额等部位。又入缺盆，布膻中，散络心包，下膈，属三焦。根据经脉所过，主治所及。

中渚穴很好找，俯掌握拳，我们在第 4、5 掌骨小头后缘的凹陷处取穴。治疗的方法是以大拇指指腹按压在中渚穴上，余四指顶挟住手心处上，大拇指行顺时针揉按，由轻到重反复几次。一般经 5 分钟后，症状可缓解。

5. 阳池穴

阳池穴为手少阳三焦经之原穴，经曰：“五藏六府之有病者，皆取其原。”原穴既为原气在经脉中留止之处，故较其他井荥俞经合等穴之功能，尤显重要。阳池的主治功能很广泛。三焦经脉起于无名指的尺侧端，循臂之外侧上行至肩项部，达头面部的耳、目、面颊、额等部位。又入缺盆，布膻中，散络心包，下膈，属三焦。根据经脉所过，主治所及。

阳池穴的位置在我们俯掌第 4、5 掌间直上凹陷处的位置上。治疗的操作方法是以大拇指指腹按压在阳池穴上，余四指顶挟住手心处，大拇指行顺时针揉按，由轻到重反复几次。一般经 5 分钟后，症状可缓解。

手太阳小肠经——定心藏神，改善心脏功能

手太阳小肠经，本经起于手小指尺侧端少泽穴，沿手背、上肢外侧后缘，过肘部，到肩关节后面，绕肩胛部，左右交会并与督脉在大椎穴处相会，前行入缺盆，深入体腔，络心，沿食道，穿过膈肌，到达胃部，下行，属小肠。其分支从面颊部分出，向上行于眼下，至目内眦，经气于睛明穴与足太阳膀胱经相接。主治腹部小肠与胸、心、咽喉病症，某些热性病症，神经方面病症和头、面、颈、眼、耳病症以及本经脉所经过部位之病症。

有时候我们会觉得自己很疲倦的时候心口发闷，有时候还会伴有一阵阵的隐隐作痛，这到底是怎么回事呢？主要原因在于心神是相通的。中医有这样一个经典的说法，叫作“定心藏神”。这怎么说呢？其实举一个我们生活中最经典的例子就完全可以说明这个问题。

例如两个人谈恋爱，男方对女方说："我心里有你"，当他说这句话的时候，眼神的表露也就完全可以说明问题。眼睛是心灵的窗户，眼睛在脸上无非是个物件，真正的神还是由心而发的。有些时候我们看到一些惊险镜头的时候，心会随之怦怦跳，眼睛里也露出恐惧的神色。这个神从哪里来呢？还是由心而来啊。

生活中，我们常常会看到一些经常熬夜后目光呆滞的人，主要原因也是因为心气不足的原因。因此，要想让自己神色好、气色好，就一定要将我们的心脏功能保养好。如今，我们经常看到一些人经常容易被吓到，动不动就心神不宁，因为一点小事就会紧张，这些症状其实都是因为他们的心脏不够安宁、自己休息的不是很好导致的。

那么在这条特殊的小肠经上，究竟有哪些穴位可以帮助我们更好地护理心脏呢？

1 少泽穴

凡是在指端末梢的穴位都是一些井穴，"井"是源头的意思。这个穴位开始是从井里而发，治疗热症，所以通常是用刺血的方法效果最好。比如像少泽穴，用三棱针点刺一点少泽穴出一滴血，就可以缓解咽喉痛、发烧、牙肿。但是，这些穴位不适合按摩，按摩的效果不是很明显。

2. 后溪穴

在掌横纹的末端下有一个凹陷处，紧接着往上一推，推到骨缝，这个叫"后溪穴"。后溪穴是人体的一个大穴，别看在一个很小的位置，但这是八脉交会穴。所谓八脉交会穴，就是可以和人体的其他血脉沟通的穴位，跟后背的督脉相通，所以来讲，后背上的督脉上的一些疾病，都可以通过按摩这个后溪穴来治疗。督脉有腰椎间盘突出、腰痛病，督脉连着大脑，所以有一些神志方面的病，如经常恐惧、忧虑、神志不清或者记忆力很差，都可以通过调节后溪穴来得到解决，所以后溪穴这个穴位非常重要。另外，后溪穴对于治疗落枕、肩膀痛都有非常明显的效果。这个穴位非常深，需要把指甲剪平，然后使劲往里一按、往上一推，一定要推进那个骨缝当中去才有效果。

3. 养老穴

顾名思义，养老穴跟老年人关系比较密切，可以辅助治疗眼睛昏花、耳鸣、耳聋。所以，养老穴对于老年人来讲是尤其重要的一个穴位，所以一定要把养老穴找准。养老穴很好找，把手放平，手心向下，用手指肚摸到的高骨头名叫“尺骨茎突”，开始摸到骨头上这么一转，我们的手就凹陷下去了，摸到里边的一个凹陷的位置，这个位置就是养老穴。

4. 支正穴

走在腕横纹上 5 寸，这个位置在侧面——小肠经都在侧面——这个穴位叫“支正”，“支”是旁支的支，“正”是正统的正，这个五脏当中谁为正？心脏作为君主之官，心作为正。支正主是小肠经通到心脏的穴位，所以叫“支正”。另外一方面，心脏和小肠是相表里的（可以相互通的），所以这个小肠经与心脏之间的一个络穴。络穴是联络的意思，是一个络穴。支正穴有一个特殊的功效，可以治疗人体的赘生物。长了一个瘊子、扁平疣，这是什么原因？大家不清楚，也不必要搞得很清楚，只要按摩支正穴就可以解决。有人想把这个医理搞得更明白一点，为什么会产生这些赘生物，这些赘生物在中攻里边讲就叫“痰结”，就是湿气结在一起结成这些东西了，叫痰湿所结。另外一方面有气郁之征，就是生了一些气，然后体内的痰湿凝结成这些赘生物，如脂肪瘤。通过按摩支正穴，为什么会有这个效果呢？因为支正穴可以从心脏那里吸取一些血液和能量，然后冲击小肠经，人体的消化功能不好，痰湿就会消化不出去，如果小肠的功能增强了，痰湿能够被及时化解掉，就不会产生这些赘生物，所以支正可以化解体内痰湿的赘生物。

足阳明胃经——将脾养胃，促进人体自我消化

大家都知道胃主消化，可以把食物消化掉，而且在中医里来讲胃为后天之本，就是日常的饮食营养都是靠胃来供应，所以胃的功能是很重要的。但是讲美容呢，就要从面部来讲，面部气色不好，面部的皮肤容易松弛、长痘痘、脸色苍白，气血供应不上，可以从胃经来调整好。

足阳明胃经主治肠胃等消化系统、神经系统、呼吸系统、循环系统某些病症和咽喉、头面、口、牙、鼻等器官病症，以及本经脉所经过部位之病症。足阳明胃经是有关于消化系统非常重要的穴位，从头部开始，经脖子、胸、腹、下肢至足尖等，是非常长的经脉。消化系统有障碍时，会出现疲劳、身体倦怠、缺乏元气等症状；皮肤没有光泽，显黑、黄；嘴唇容易破裂，有纵形皱纹，唇边容易溃烂；发声无力，发音模糊；精神不振，迟疑不决，闷闷不乐，经常苦恼，因此更加重消化系统的负担，有喜吃甜食的倾向。此外，对清淡的食物有偏好，不爱吃油腻的食物。若要长久保持同一姿势，则会坐立不安、无法镇定下来。因为胃经的异常，经常被原因不明的头痛所苦恼，出现前头部和眼睛的疼痛、鼻塞、喉咙痛、腹胀等症状，脚部觉得虚弱、麻痹。出现以上所述的症状，刺激位于胃经上的穴位，症状就会有显著的改善。胃经是非常长的经脉，但主要穴位有 45 个。

其中有几个穴位是非常的重要，是整个胃部经络上的特效穴位，只要运用一些非常简单的技巧就可以达到不错的治疗效果。

1. 厉兑穴

位于人体足第 2 趾末节外侧，距趾甲角 0.1 寸。

（1）“厉兑穴”名字的渊源：厉是噩梦的意思，兑是八卦中的一卦，代表沼泽，厉兑的意思就是掉进了噩梦的沼泽中。所以这个穴位对平时爱做噩梦的人来说，特别有意义。对这个穴位施针或按摩，可以缓解每晚噩梦的症状。另外，对于有神经错乱症状的人来说，厉兑穴能够静心安神。

（2）按摩手法：每天晚上睡觉之前，攥一攥第二个脚趾，这么一攥，厉兑穴就攥住了，再扭扭这个脚趾肚，最后用指甲掐掐脚趾肚。“同时，索性把 10 个脚趾都掐一掐，这对于安眠特别有好处，这样晚上就不爱做噩梦，就该做好梦了”。

2. 内庭穴内庭穴在足背，当第 2、3 趾间，趾蹼缘后方赤白肉际处。以艾条点燃后对对应脚掌前部的里内庭穴施以温和灸，艾条距皮肤 1～1.5 厘米，灸至患者感到局部灼热为度。消化不良性腹泻中医认为多因饮食不节，宿食内停、阻滞肠胃、传化失常而致，表现为肠鸣、泄泻、舌苔垢腻。里内庭为奇穴，艾灸里内庭可振奋脾胃阳气、调理气机、消导积滞、清利湿热，从而恢复肠胃功能，达到止泻效果。内庭穴治疗实火牙痛。

3. 陷谷穴

陷谷穴在足背，当第 2、3 跖骨结合部前方凹陷，有相当多的孕妇，在妊娠后期会出现下肢浮肿。轻度浮肿常常是下午较明显，早晨可消失，这是正常现象。如果早晨仍不能消失，则称为“妊娠水肿”。对于下肢浮肿的孕妇，可让其采用平卧位或下肢略为抬高的体位，然后从足背开始，沿小腿向大腿方向推拿，力度要轻柔，手法以按、压、推、摩、轻捏交替混合使用。在按压推揉的过程中，要以陷谷穴为重点。该穴在脚背上第 2、3 趾骨结合部前方的凹陷处。按压此处，对颜面浮肿、水肿、足背肿痛都有很好的疗效。

4. 解溪穴

在足背与小腿交界处的横纹中央凹陷中，当拇长伸肌腱与趾长伸肌腱之间按压解溪穴，反应有局部酸、麻、胀感，同时活动双患肢。解溪主治肩关节周围炎，亦可治膝关节炎，对糖尿病、头痛、目疾、精神病也有医疗作用。治疗手腕扭伤最有效的是指压“阳池”，以手腕为中心，往不痛之处弯曲，用拇指一面吐气一面强压 10 秒钟才放手，如此重复 3 次。如果是脚脖子的话，指压“解溪”也很有效。指压要领同前，在指压后肿消、痛止。

5. 丰隆穴

在小腿前外侧，当外踝尖上 8 寸，条口外，距胫骨粗隆前缘二横指（中指）。丰隆穴的穴肉厚而硬，点揉时可用按摩棒或用食指节重按才行。找穴要耐心些，可在经穴四周上下左右点按试探，取最敏感的点。当有痰吐不出的时候，丰隆穴会变得比平时敏感许多。中医讲的痰湿，是指体内代谢废物堆积。按摩丰隆穴可以祛湿化痰。丰隆，象声，意轰隆打雷，按摩能把脾胃上的浊湿像打雷下雨一样排出去，每天按压 1～3 分钟。

6. 足三里穴

在小腿前外侧，当犊鼻下 3 寸，距胫骨前缘一横指（中指）。传统中医认为，按摩足三里有调节机体免疫力、增强抗病能力、调理脾胃、补中益气、通经活络、疏风化湿、扶正祛邪的作用。

民间一直有“常按足三里，胜吃老母鸡”的说法。足三里是“足阳明胃经”的主要穴位之一，是一个强壮身心的大穴。古今大量实践都证实，足三里是一个能防治多种疾病、强身健体的重要穴位。足三里是抗衰老的有效穴位，经常按摩该穴对于抗衰老延年益寿大有裨益。

“三里”是指理上、理中、理下。胃处在肚腹的上部，胃胀、胃脘疼痛的时候就要“理上”，按足三里的时候要同时往上方使劲；腹部正中出现不适，就需要“理中”，只往内按就行了；小腹在肚腹的下部，小腹上的病痛，得在按住足三里的同时往下方使劲，这叫“理下”。

最后要说的是，因为我们按摩胃经的目的主要是调节胃肠功能，所以饭后1个小时左右就可以开始按揉上面的穴位了，特别是足三里、天枢这几个重点穴位。在睡前1个小时左右灸一会儿，灸过喝一小杯水。每天早上7~9点时，沿着胃经的循行进行敲或者按揉是最好的，这个时间段是胃经经气最旺的时候。

足少阳胆经——调理气血，提升身体阳气

在人体的诸多经络中，胆经在我们的身体内主决断，对调理我们的情志起着至关重要的作用。《素问·灵兰秘典论》里说道：“胆者，中正之官，决断出焉。”这到底说的什么意思呢？在中医理论中，肝脏相当于整个脏器里的将军，由于将军是个武将，很多将军在外都可能会出现不受君令的现象，为了保证将军行为的正确。所以，这个时候就需要一个军师的角色，来为将军出谋划策，成为他的有力助手，而这个角色就是胆。要说这胆的性格，可谓是刚毅果敢、正直不阿。因此，我们可以把胆看作是一个“中

正”之官，我们对事物的判断决策、追根逐源都是从胆这里发出来的。

要说中国词汇句句精髓，其中说到两个人感情很好，相互照应，总要加上这样一个不错的词汇烘托不分你我的真诚，而这个词就是“肝胆相照”。由此看来，肝和胆早已结下了不解之缘。因此，一个胆气充盈的人，做起事来自然很果断，五脏六腑的气血功能也就自然能发挥正常，这样一来精力充沛，身体自然就健康了。

那么为什么胆有这么大的威力呢？其实答案很简单，胆这个脏器最为重要的功能就是排毒代谢，当一个人的代谢功能好了，无毒一身轻后，身体健康状态自然就好。因此从另一个角度来说，胆还肩负着净化身体的使命，相当于意识中理解的净化器。但这个“净化器”要想运转好，就需要一定的推动力，假如没有一定的推动力，整个运行就会很容易出现问题。那么什么是胆的推动力呢？答案只有一个，那就是“阳气”。

《黄帝内经》中讲道：“凡十一脏取决于胆。”也就是说，人体的十一脏都是依赖于胆气相和的。只有将胆经的正常功能发挥出来，人体的其他脏腑才能处于正常状态。在我国古老著作《易经》中就曾经有这样的论述，胆为阳木，肝为阴木，起着萌发阳中之少阳的作用。胆经中初生的阳气是维持人体整个生命活动不可缺少的正能量，生发的好不好直接决定了其他脏腑功能的发挥，也就是我们胆中的少阳之气。所以，就这一点来说，保持我们人体的胆气充盈，对保证身体的健康是非常重要的。因此，胆经绝对是人体诸条经中很重要的一条经脉，也是我们必须要细心保养、看护的生命动力命脉。

那么究竟怎样调理才可以保持胆经的有效运行呢？首先，我们要做到保持有规律的作息时间，不要过分劳累，更不要让自己的身体长时间处于透支消耗的状态。其次，对于胆经的自我调整策略，也可以遵循内清外调的方式，所谓内清，就是定期清理胆囊内陈腐的胆汁和结石，有效改善胆囊胆管内部的环境，有效抑制胆囊疾病的发生，而外调则是以健身拍打为主要方法。在中医看来，常常对胆经各个穴位进行刺激，打通经络气血通道，能有效预防和调理因胆经淤阻而发生的一系列毛病，这种方法对于改善人体气血两亏、消化不良的症状有着非常良好的效果。但这里要说的是，中国有句老话“慢工出细活”，假如想今天拍两下明天自己身体就全好了，是绝对不可能的。要想见效，我们在拍打调理的过程中，一定要坚持定时、定量、定位的原则。所谓定时，指的是每天早上 7～8 点，晚上 9～10 点；定量说的是每次拍打不要低于 40 分钟；而定位说的是要按照一定的顺序，沿着肩部—腋下—肋—胁—大腿外侧—小腿外侧—外踝，自上而下交替着进行拍打调理足少阳胆经。

假如时间允许，我们还可以在之后针对重点穴位有选择地进行多次重复拍打，下面就针对身体可能出现的不同问题，看看在胆经上到底有哪些可以快速得到缓解的特效穴位。

1. 肩井穴

经常拍打肩井穴能够很好缓解我们因为工作疲劳而造成的肩关节的紧张和肌肉僵硬的酸痛感，随着反复的拍打，我们会觉得从脖子到肩关节的那条紧绷的线放松下来了。因此，这个穴位对于调理“电脑病”、肩周炎、颈椎病都有很好效果。甚至对于牙痛，拍打肩井穴也有立竿见影的效果。

2. 阳陵泉

古书里讲“筋会阳陵”，而筋主要负责人体各个关节的运动，因此当关节障碍，尤其是膝关节出现毛病的时候，我们可以多拍打阳陵泉。因为肝主的筋，拍打此穴的用意是疏肝利胆，同时阳陵泉之下还有一个胆囊穴，假如每天坚持拍打两穴，就可以有效预防慢性胆囊炎的发作。另外，假如胃部总是泛酸水、吐酸水，打嗝的时候容易出现反酸的症状，也可以在拍打阳陵泉的同时，再配合足三里、中脘穴来控制和调理。

3. 悬钟穴

悬钟穴又名“绝骨穴”，意为“髓会绝骨”，也就是说髓之精气都汇聚在此穴上，是为胆经大穴，长期拍打悬钟穴可以疏肝解郁、理气止痛。对于那些经常生闷气、抑郁寡欢、腹满胀闷的朋友，可以多拍打此穴，有效调节自我情绪，保持身心愉快平和。

足太阳膀胱经——调整背调整头，一身轻松气血旺

很多时候，我们都会抱怨自己怎么就那么累，而且还伴随着莫名其妙的后背疼，这些疼痛还主要集中在脊柱两边不远的双侧通道上。然后，我们就会出现各种各样的不适感，究其原因，还是因为指部的一条经络出现了不畅通所致。毫无疑问，人体背部的这条经络，对于人体健康来说是非常非常重要的，是人体排毒的一条非常重要的交通要道。每一个人身体健康与否、头脑是不是非常清晰、气血是不是非常旺盛，都与该经络有关！

那么，我们或许会问，这究竟是哪条经络呢？正是贯通了人体周身排毒功能的膀胱经。

按《黄帝内经》中著述，“膀胱者，州都之官，津液藏焉，气化则能出矣”。从以上的记述中不难看出，膀胱经是膀胱储存和排泄尿液的功用

所在。津液，主要指人体尿液和正常液体两个部分，也就是膀胱既为津液之府，而且也是人体储尿排尿的器官。人体中，一切液体的代谢都必须通过我们的脾、肺、肾、大小肠、三焦等脏腑，进行完美协作来共同完成相关工作。肾接收脾胃下输的水液，经肾进行气化，然后生成尿液，最终下注并储藏到膀胱，待膀胱充盈到一定的程度，就会提示人体需要将尿液排出体外了。

膀胱所处的位置是人体小腹，与肾直接相通，同时还相表里。当人体的膀胱经气受到阻碍的时候，其津液就无法泄出，同时引起小便的不利。而且还会出现各种不适症状，如气上冲、头痛、眼球疼痛以及颈项如同被牵拔似的僵硬疼痛，还有脊柱和腰部感觉被折断了一样的疼痛，以及髋关节无法屈曲、膝部如同被捆扎一般的麻木，更有小腿肚疼痛欲裂、痔疮、目黄流泪等。

作为人体最长、分支最多、穴位最多的一条经络，足太阳膀胱经对我们全身的影响是最广、最大的。尤其是我们足太阳膀胱经背部的俞穴内应五脏六腑，在五脏、六腑有病变的时候，在背部膀胱经的俞穴上，就会出现各种异常的现象，比如压痛、硬结、敏感点等。内经有言："迫脏刺背，背俞也"，背俞，就是治疗脏腑疾病的人体重要俞穴。

一次，我前往一个读书会，在遇到一位太太的时候，偶尔聊了起来，她告诉我："我的这个左脚膝关节，都连续痛了三个月了，先后换了四位医生，但是到现在都还不能好好的走路。"我就问她是如何发病的，她告诉我："前一阵子在加拿大，小住了一段日子，因为那边天气特别冷，回国之后，关节就一直持续痛到了现在。"

因此，我告诉她，这是典型的寒凝于经络，使得气血凝结，从中医的角度谓之"不通则痛"。膀胱经之循行，都是经膝腘窝，只有从膀胱经之背俞点刺出血，才可以达到治疗效果。不过，当时我没有带针灸的器具，只是对她的手肘进行了按压，在尺泽穴（也就是肺经之合穴）找到了痛点。当时她说觉得很疼，我告诉她，痛才是有效的，所以我一面按压穴道，一面要求她转动左膝关节。如此 5 分钟之后，我要她再起来进行走动，她就能够正常走动了，还说没有什么疼痛感，仅仅还有一处的筋觉得不是很顺。我就告诉她，回去之后自己没事儿多按压。过后不久再联系的时候，她就告诉我，自己已经好转了很多。

很多人看到这里就要问了，为什么膝关节疼痛，我们按压肘部的尺泽穴，还达到了治疗效果？因为，肺经是五行属金，金能生水，而尺泽穴五行属水，皆有助于膀胱经的气血之运行。所以，我们按摩穴道的功效是非常非常广泛的，除了本经的疗效，还可用到五行生克的经络穴道按摩，进而取得非常好的缓解作用。

足太阳膀胱经，是从眼内角的睛明穴起始，从额头上行，交于头顶部。其中，还有一支脉是从头顶至耳壳上部。直行的经脉从巅顶朝上出颅腔内深入络于脑髓，再由脑内返回到巅顶，经由天柱穴而从后颈部下行，然后沿着肩胛骨内侧和脊柱两旁的大杼穴、肺俞穴、心俞穴、肝俞穴、脾俞穴、肾俞穴、白环俞穴等，抵达身体的腰部，最后进入深层的身体部位，继续沿着脊柱两旁的肌肉而行，不断联络人体相表里的肾脏，附属于本经的膀胱腑。还有一支脉是从腰部的挟脊柱外侧下行，进入臀部，再经过下行进入到膝腘窝中。此外，另有一支脉从天柱穴分出，下行贯通肩胛，挟行于脊柱两旁，然后经过股骨的大转子，从大腿外侧沿后缘向下行，和前一支直行的经脉，最终会合于膝腘窝中的委中穴。自膝腘窝的下行，经过腓肠肌中间的承山穴，进入足外踝后方的昆仑穴，再沿着第五跖骨粗隆下方的京骨穴，最终到达足小趾外侧的至阴穴。

那么，我们该如何运用这条非常特殊的经络呢？在此，就让我们详细看看在这条经络上，究竟有哪些非常有效的穴位。

1. 通谷穴我们看到中医大夫扎针灸的时候，都会好奇地问，为什么我们的膝痛，却要针背部的穴位；为什么我们腰痛却要按压足部的穴位，而且还取得了非常好的疗效。甚至于，很多时候是左病治右，右病治左。其实，这正是因为中医遵循了我们人体的经络循行之法，了解此点，就一目了然，豁然开朗了。下面以足太阳膀胱经的“通谷穴”为例，来说明我们经络穴位临床治病的疗效。

足小趾外侧，即在足小趾本节的前端，第五趾关节前下方的凹陷中取穴。方法即以大拇指指腹按压在我们的通谷穴，然后食指顶挟住脚底第5趾缝下方处，大拇指则行顺时针的揉按，力度由轻到重，以此反复几次。一般只要有个5分钟的时间，症状就能得到非常好的缓解。此外，对本穴加灸法的效果，同样是非常好的，患左即灸右，患右即灸左。

2. 至阴穴

足太阳膀胱经的井穴即至阴穴。作为四肢末端的井穴，是经气循行会合的根源。至阴穴的五行是属金的，而足太阳膀胱经五行则是属水，五行相生，金能生水，为本经的母穴，按照“虚则补其母”的治疗原则，凡本经的虚症，即用至阴穴。足太阳膀胱经的循行是这样的：从头到足，上循到头项，入络脑，再行经脊柱到两侧，抵腰，穿过臀，再入腘中，贯至腨内，出外踝之后，到小趾外侧。经书有言：“经脉所过，主治所及。”

在《医宗金鉴》中也曾记载：“妇人横逆难产灸奇穴。即妇人横产，子手先出，诸符药不效者，灸至阴穴。”所以在中医的临床使用中，常常以至阴穴去治疗痛经，虚寒用灸，实症则用针，其疗效非常的好。

要寻此穴位取穴，可从足小趾末节外侧，距趾甲角旁约0.1寸处进行取穴。自我操作的治疗方法是，以我们的大拇指指甲尖按压在至阴穴之上，然后食指顶挟住第5个小趾上，大拇指则行顺时针揉按，力度由轻到重，如此反复几次。一般经过5分钟的时间后，前面所述的一切症状都可以得到缓解。例如虚寒痛经等病症，即可用此灸法。

3. 束骨穴

作为足太阳膀胱经的俞穴，是为膀胱经原气留止的地方（正如水之所注），而俞主治体重节痛。束骨穴的五行是属木的，膀胱经的五行则属水，水能生木，按实则泻其子，凡膀胱经实症，均可用束骨穴予以治之。其循环为，从头至足，上循到头项，入络脑，行经脊柱两侧，然后抵腰，穿过臀，入腘中，最后贯腨内，出外踝之后，才到小趾外侧。经书有言："经脉所过，主治所及。"束骨穴的主治为"颈项强不可回转，头痛目眩，腰背痛"。

当我们取用这个穴位的时候，可以先以正坐垂足，然后在足小趾本节后，赤白肉际陷中的位置取穴。治疗方法上，以大拇指指腹按压在束骨穴上，然后食指顶挟住脚底的下方处，然则大拇指行顺时针进行揉按，力度由轻到重，如此反复几次。通常经由5分钟的时间，症状均可缓解。

4. 京骨穴

京骨穴是作为足太阳膀胱经的原穴，难经有云："五藏六府之有病者，皆取其原。"谓之原穴，正是原气在经脉中留止的地方，故较于其他的井荥俞经合等穴位的功能，就显得尤其重要。足太阳膀胱经的循行，是从头至足，然后上循头项，再入络脑，后行经脊柱两侧，最后抵达腰，穿过臀，入腘中，贯腨内，接着出外踝之后，至达小趾外侧。经有言："经脉所过，主治所及。"

取穴的时候，最好正坐垂足，于足外侧，第5跖骨的突起之下，即赤白肉陷中。操作的自我治疗方法，是以大拇指指腹按压于京骨穴上，然后食指顶挟住足底的下方，大拇指行以顺时针方向的揉按，力度由轻到重，如此反复几次。时间上一般经 5 分钟，然后按压大钟穴（此穴在肾经上）约 5 分钟，以上症状就会有所缓解。

足厥阴肝经——调血养血好情志，身体从此百病不生

中医常言“怒伤肝”，虽然说大家都知道生气会伤及身体，但毕竟“烦事千万件，生气总不断”，所以生气是在所难免的。尤其对于女性来说，发怒的情绪不仅仅极易诱发乳腺增生、经血不调等妇科疾患，还对我们的容颜有非常大的威胁和损伤。由此可见，很好地调节自身情志是非常重要的，人们总说万病根源在于情，而调整自己的情绪情志，其最重要的关键一条经络，正是足厥阴肝经了。

足厥阴肝经，其起于大趾背毫毛部（即大敦），向上则沿着足背内侧（即行间、太冲），离内踝约 1 寸（即中封），然后上行小腿内侧（即会三阴交；经蠡沟、中都、膝关等），离内踝 8 寸处，交出足太阴脾经之后，然后上膝腘内侧（即曲泉），再沿着大腿内侧（即阴包、足五里、阴廉等），然后进入阴毛中，环绕阴部，然后至小腹（即急脉、会冲门、府舍、曲骨、中极、关元等），然后夹胃旁边，归属于肝，络于胆（即章门、期门）；向上则通过膈肌，分布胁肋部，沿着气管之后，进入到人体喉头部，继续上行最后到达眼后的脉络，然后就上行到额部，与督脉最终交会于头顶。足厥阴肝经的一个支脉是从眼后的脉络分出的，下行至颊里，然后环绕在

口唇的里边。而另一支脉，则从肝分出，通过了膈肌，上注到肺中，交于手太阴肺经。

《灵枢·经脉》记述："肝足厥阴之脉，起于大指丛毛之际，上循足跗上廉，去内踝一寸，上踝八寸，交出太阴之后，上腘内廉，循股阴，入毛中，环阴器，抵小腹，挟胃，属肝，络胆，上贯膈，布胁肋，循喉咙之后，上入颃颡，连目系，上出额，与督脉会于巅。其支者，从目系下颊里，环唇内。其支者，复从肝别贯膈，上注肺。"因此可见，这条经络对于我们调整脾气是大有益处的。在此，就让我们一起来看看，关于这条神奇经络内部，究竟有哪些穴位可以快速缓解我们身心劳累。

1．太冲穴

太冲穴的位置在足背侧，于第 1、2 趾跖骨连接的部位中，是人体肝经的原穴，也是能够快速化解各种怒气的快速穴。"原"有"发源、原动力"之意，而在内经中还有"五臟六腑之有疾者，皆取其原"之说。所以，太冲穴在养生领域有着非常广泛的作用。

尤其对于女性来说，太冲穴是非常常用的穴位，经常按摩此穴可以到达疏肝解郁、调理气血、化湿通经等作用，可用于胁腹满痛、头痛目眩、口歪、疝痛、小便不利、月经不调等各种症状。

人处于暴怒时，通常会脸红脖子粗，而且血管扩张会让头颈部充血，中枢神经就会出现对血管的调节机能的失调，进而影响颜面健康及肤色。如果连续不断地处于怒火之下，皮肤的色泽更会变暗，面部将会失去弹性而加速松弛，出现各种皱纹，使细胞加快角化而开始衰老。生活中，我们如果注意仔细观察则不难发现，那些脾气暴躁、爱发怒的女性，往往容易出现皱纹，老得也比别人更快。因此，当我们生气以后，不妨按摩一下自己的太冲穴，这的确是一个非常好的补救方法。

2. 大敦穴

大敦穴同样是我们女性的常用穴，大敦的穴位是在足大趾末节外侧，即趾甲角旁约 0.1 寸的地方。常对其进行按摩，尤其对于女性的月经不调、闭经、崩漏等方面有非常好的疗效。除此之外，大敦穴还是中医自古以来认为对镇静及恢复神智非常重要的穴位。因此，以手指按压大敦，能够有效地缓解我们的焦虑急躁，以及缓解早晨起来后感觉头晕脑涨的情况。

除了经常进行肝经穴位按摩、保持心情舒畅外，我们还要从食疗等方面进行身体的进补。比如，中医一般认为鸡属木，有升腾之性，鸡毛、鸡肉都是属于呈梳理状似木，尤其那些自然生长的鸡，其肉的纹理与木材的纹理更是相近。因此，我们可以经常吃些鸡肉、鸡肝。鸡肝是补血、养肝、温胃的，我们可以将鸡肝切片，然后混同大米一起煮食，名曰“鸡肝粥”。还可以吃一些扁豆、白豆、青菜、小麦、白萝卜等，会有非常好的平心和气作用。特别是小麦，同吃鸡是一个道理，能够补肝。当然，以上方法均是补，不过一个急快，一个温和。北方麦子多，以面食为主，南方吃鸡多，也正是此种道理。

足少阴肾经——消除水肿，泻火排毒

按中医的道理，心藏神，肝藏血，而肾则是藏精的。一个人是否有精神、说话有没有底气，主要看他的肾脏强健与否。肾脏作为我们人身体中流砥柱，如果不健康，则关系到整个人的精力以及气色，甚至会包括生育问题、女人的月经问题。假如人体肾脏的压力过大，身体就会出现不同程度的水肿，水气一旦多了，人的负担就会随之加大，工作起来当然就没有什么精神了，身体不生病那就奇怪了！

肾脏，按现代医学而言，是掌管人体水分的调节，并具有将体内多余水分和代谢废物经过膀胱排出体外的强大功能。但是，在中医医学的领域中，肾脏是包含着生命的原动力，即生殖力的源泉。因此，同现代医学中的副肾机能是非常接近的。副肾，作为小型的内分泌器官，是控制人体内脏机能的非常重要的组织系统。因为其所处的地位重要性，所以此一机能倘若发生丁点异常，便会出现各种不适症状。比如：脸部皮肤带黑、失去光泽，口干舌燥、喉咙重痛，站起身时头晕、食欲减退，特别是心窝处有无力感，下痢、容易疲劳，背、脚内侧冰冷，脚底、脚尖发热，还有就是有倦怠感，腰痛、精力衰退，精神衰弱，做任何事都提不起劲等。

肾作为人体健康、生命的源泉，必然也会随着年龄的增长而渐渐衰弱。若出现了以上所述的各种症状，不妨刺激一下肾经上的穴位，以谋求各种症状的改善。

肾经的起步，位于足小趾下，斜行于足心，然后出行于舟骨粗隆下，接着沿内踝后，分出一条支脉然后进入足跟；沿小腿内侧后缘经过上行，过腘窝到内侧，至大腿内的后侧，通过脊柱，然后归属于肾，接着络于膀胱。直行的经脉方面，则是从肾上行，通过肝、脾，然后进入肺中，沿着喉咙，挟于人体舌根部。另有一支脉则是从肺中分出，络心脏，注入胸中，然后交于手厥阴心包经。当人体肾经发生异常变动的时候，就会出现类似饥饿而不想进食、面色憔悴、黝黑无泽的症状，而且还有咳嗽痰唾带血，喘息有声，以及刚坐下来又想站起来，两目视物的时候模糊不清，同时肾气虚，还容易发生恐惧。肾经上一共有 27 个穴位，其中的涌泉、太溪、复溜都是本经中非常重要的穴位。

1. 涌泉穴

“涌泉”，本意是指水由下向上冒出，但是形状不高喷，则称之为“涌泉”。因此，肾经之气犹如源泉之水，来源于足下，而涌出灌溉周身四肢各处。所以，涌泉穴在人体的养生、防病、治病、保健等各个方面，都会显示出非常重要的作用。我们经常按摩涌泉穴的话，能够有效辅助治疗高血压、糖尿病、过敏性鼻炎、更年期综合征等病症，还有妇女病、老年人的哮喘、肾脏病等病症，此外还对治疗自汗、健忘、失眠、多寐、眩晕、焦躁、畏冷等症状大有裨益。

当然，我们利用刺激涌泉穴进行养生、保健、防病治病的方法，是有很多的。但是，归结起来无外乎两类：第一，是用药物进行烘烤、熏洗；第二，则是用灸疗、膏贴，是用各种按摩手法或其他的物理性方法。下面介绍两个常用的方法。

（1）在睡前进行端坐，以手掌托来回搓摩涌泉穴和足底部，分别 10 次，要实现满面搓，以让感觉发烫发热为宜；在搓完后，再以大拇指指肚点按涌泉穴 10 下，以感觉酸痛为度，然后两脚互换。需要注意的是，女性朋友月经期间、高血压患者，都是不宜练此法的。

（2）即以热水加陈醋浸泡双侧涌泉穴。热水的温度，当然以自己能适应为度，加少许陈醋，每天于睡觉前浸泡 15 ~ 30 分钟。在平时临睡前，以热水泡泡脚，再用手指按压涌泉穴，非常有助于性功能的改善，还能提升睡眠质量。

2. 太溪穴

太溪穴是在足内侧，内踝后方，是内踝尖与跟键之间的凹陷处，作为足少阴肾经之“输”穴，是中国古代医籍中经常记述的“回阳九穴”之一，具有非常明显的补肾作用。太溪穴对于人体的很多慢性病，尤其有治疗的作用。常用于治疗肾炎、膀胱炎、踝关节扭伤等病症，对于咽喉肿痛、齿痛肿、耳聋耳鸣、视力减退、咳嗽、气喘、手足畏寒、月经不调、遗精、遗尿等症，都有着非常好的疗效。一般情况下，我们可用对侧手的拇指按揉，然后可以使用按摩棒或光滑的木棒进行按揉，力度以感觉酸胀为度。对于高血压、肾炎患者，按揉此穴后，可以让高血压有一定的程度的缓解，且对尿蛋白有一定治疗效果。对于手脚怕冷或发凉的病人，经常在睡前按摩太溪穴，以每天反复刺激的情况进行作用，慢慢会感觉到暖和。

3. 复溜穴

“复溜”，即让血液重新流动起来，位于在太溪穴直上 2 厘米的地方。这个穴位对于治疗瘀血和炎症有非常好的效果。所以，无论对膀胱炎、阴道炎、前列腺炎等病症，以及因流产留下的各种后遗症，都可以选择此穴进行治疗。有针灸专家称，针刺此穴能有效滋肾阴，效果非常好，与六味地黄丸的功效几乎相当。所以，怕热、口干、夜间烦躁难眠的患者，可谓又多了个好方法。

足太阴脾经——调理脏腑，消除疲倦

足太阴脾经，同人体的脾脏息息相关。中医医学里所谓的脾脏，按现代医学而言，正是指胰脏的功能，特别和胃有着非常深厚的关系，两者是相互影响的，最终完成人体内部的消化机能。主要的机能正是温暖五脏，并以此不断吸收运送胃部的消化，得以完成其养分的入五脏六腑，以生成人体全身所需要的各种细胞。胃和脾这两个脏腑，具有非常紧密的表里联系关系，一起主宰着人体消化和吸收的功能。因此，一时人体的脾经发生异常，随之而来的身体各种症状也就会呈现出来。比如，心窝或胃附近会有重压感，还会出现疼痛、恶心、打嗝等现象；容易下痢或便秘，身体消瘦下去；容易出现尿量少，有时甚至还会出现完全无法排尿的情况；脚部容易冰冷、浮肿、身体有倦怠感。因为我们经常失眠，故身体也会感觉不适、不活跃。若出现了以上所述的这些症状，只要刺激经上的穴道，就能有效改善不适的症状。

脾经上的穴位一共有 21 个，胸、腹部分有大包、周荣、胸乡、天谷、食卖、腹哀、大横、腹结等；下肢部分则有府舍、卫门、箕门、血海、阴陵泉、地机、漏谷、三阴交、商丘、公孙、太白、大都、隐白等。各个穴位都有着非常独到的治疗效果。在此，就让我们适当地举几个特别穴位的例子吧。

1. 隐白穴

位于足大趾内侧趾甲角旁，约 0.1 寸处，为脾经的井穴，是健脾和胃、益气统血、安神定志的穴位。此穴是我们人体止血的要穴，对鼻出血、妇女月经不调、月经崩漏等都非常有疗效。一些人因为失血过多，往往出现的心烦多梦的病症，甚至还有昏厥现象，可以点按此穴，进行相关医治。

2. 太白穴

本穴位于第 1 跖骨小头后缘，在赤白肉际凹陷处；第 1 跖趾关节的后缘，赤白肉际处。此穴属于脾经的原穴，能起到健脾和胃、理气化湿的作用。所以，按摩太白穴的时候，对胃痛、食欲不佳、腹胀等都颇具疗效。现代人的工作非常繁忙，难免会患上胃病，按揉太白穴就能够起到防治作用。另外，对太白穴进行按揉，还可以调节人体血糖、治疗糖尿病。

3. 公孙穴

公孙穴位于第 1 跖骨基底部的前下方，即赤白肉际处；在太白后约 1 寸的地方；第 1 跖趾关节后缘，足大趾内侧，赤白肉际处。此穴的功能是非常强大的，能通气、活血、化瘀，还能够加强小肠蠕动，增强人体消化能力。无论是妇科血病，还是消化不良，都会很快获得效果。公孙穴还可以有效地防治胃酸过多，降低饥饿感，非常适合许多想减肥，但总是难耐饥饿的人。

4. 商丘穴

此穴位于我们内踝前下方的凹陷中，当舟骨结节与内踝尖连线的中间点处。此穴具有健脾化湿、理气活络的作用。脾经上的穴位，都具有帮助人体血液循环的作用，能够很好地将新鲜的血液引到病灶之处去。所以，每天一定要多揉揉商丘穴，将气血引下来，能消除下身的各种炎症，如膀胱炎、尿道炎、盆腔炎等。

5. 三阴交穴

本穴位于内踝尖上 3 寸，胫骨内侧面后缘处。此穴是治疗妇科疾病的非常重要穴位，比如子宫、卵巢还是乳腺，都可以以三阴交进行治疗。每天没事儿揉揉三阴交穴，就可以解决以上的这些问题。有文献曾记载，三阴交穴与合谷穴合用，会导致女性堕胎。因此，怀孕的女性不宜对此穴位进行按摩。

艾灸：补中益气，温经活络

在中医的自然疗法里，有一种不同寻常的方式，叫作“艾灸”。之所以说不同寻常，是这种方法不仅使用了物理疗法，而且利用了药物的药理作用。按照古代中国人的自然观，一切都可以分为阴阳。凡是属于外表的、向上的、增强的、亢进的、轻清的，都属于阳气。阳气决定了人的生殖、生长、发育和死亡。中医认为阳气储藏在肾里，肾是先天之本，是男子藏精之所，是女子藏血之处。

艾灸疗法是用艾叶制成艾绒、艾棒、艾条等艾灸材料，点燃后在人体重要穴位或患病部位进行烧灼、熏烤的方法。这种方法通过激发人体阳气的活动，调整人体紊乱的生理功能，从而达到防病治病的效果。有种说法认为艾灸“经气所过，主治所及”，也就是说，艾灸可以包治百病。艾灸在古代就是治疗疾病的主要手段之一，中医认为艾灸可以温阳补气、消瘀散寒、温经通络、活血化瘀。经过千百年来的不断发展，艾灸依然被广泛运用于内科、妇科、五官科、儿科等，尤其对肩周炎、前列腺炎、乳腺炎、盆腔炎、颈椎病、糖尿病等病症有特效。

人体需要阳气来推动人体体液的运动。阳气充足调和，才能让人保持精力充沛，最终健康长寿。只要阳气旺盛，就可以百病不侵。阳气的来源，一是先天性，来自于父母的遗传；二是后天性，通过进食食物，从中得到补充。24 岁以前阳气旺盛，而到了 40 岁以后，阳气明显不足。

很多朋友会问，既然阳气天生就有，而且通过食物还可以补充，怎么就会没有了呢？事实上，人体运作、工作、生活等方方面面，都会消耗阳气。人的一生，就是阳气不断耗损的过程。

尤其是现代生活中，由于环境污染、工作繁重、生活压力巨大，都会造成阳气严重衰减，不少人处于亚健康甚至不健康的状态。阳气虚弱会引发许多疾病，可谓万病皆损于一元阳气。所以，为了保持健康的体魄，就需要通过人为方式来补充人体的阳气，其中一种最常用的补充阳气的方式就是艾灸。

艾，又叫冰台，是一种中药，是一种多年生草本植物，生长在山的阳面，充分吸收阳光、雨露的精华，古人认为艾是“纯阳之物”。艾叶的叶片形状像菊花，表面深绿色，背面灰色有茸毛。艾草用叶子入药，性温芳香，一般在五月采集，以湖北蕲州出产的艾草叶厚而绒多，质量最好，被称为“蕲艾”。艾叶中含有多种维生素、抗衰老抗癌的硒和其他微量元素，主要的有效成分是苦艾醇、苦艾酮等，具有解热、止血、镇痛、兴奋中枢神经的作用。

俗话说，“家有三年艾，郎中不用来”，就是这个道理。艾草虽然在我国很多地方都可以见到，但的确是一种神奇的植物，效用非凡。用艾叶泡脚或者做成香囊戴在身上，都可以起到固阳驱寒的作用，这都是很实用的小偏方。

清代吴仪洛所编著的《本草从新》中写着，艾叶“苦辛，生温，熟热，纯阳之性，能回垂绝之阳，通十二经，走三阴，理气血，逐寒湿……以之灸火，能透诸经而除百病”。中医内服艾叶常用于消炎化瘀、平喘化咳、镇静和宫寒不孕、行经腹痛、崩漏带下等妇科病症，外用则是通过艾灸的方式，用于强壮元阳、温通经脉、补充人体损耗的阳气，尤其适用于阳虚体质。艾本为纯阳植物，加上火也是阳性的，所以艾灸是补充阳气最好的方式。

艾灸的治疗方法在中国由来已久，已经有两千多年的历史，针、灸常被人们混为一谈，其实是两种不同的治疗方法。共同的基础是人体的经络穴位，但针疗只有物理作用，而艾灸是利用炙烤加热的方式和艾的药性，物理和药理相结合的中医疗法。灸，在《汉典》里的解释是“烧，中医的一种医疗方法。用艾叶等制成艾炷或艾卷，烧灼或熏烤人身的穴位”，起到温通气血、扶正祛邪的作用。

《黄帝内经》说“针所不为，灸之所宜”，在中医针、砭、灸、药四种治疗方式里，艾灸既能发挥艾草的纯阳之性，又具备灸通经络的作用，真可谓是一种绿色自然的疗法，可以同时达到驱除寒邪、疏通经络、补血养气、调理腑脏的四种功效。

艾灸跟针疗的最大不同，就是不需要知道穴位精确的位置。对于没学过中医、不了解经络和穴位的人来说，找准穴位不是一件很容易的事，而艾灸是灸穴位所在的一片肌肤，不懂中医和穴位的人也很容易给自己操作。例如，一个年轻的女白领常加班做文案，晚上失眠，白天昏昏沉沉的，吃了很多药也没有效果，身体状况不好，精神集中不起来，弄得工作有时出错，感觉压力很大。大夫跟她分析说，因为她常用电脑，久坐在空调房里，衣着单薄，有时候又被领导责骂，所以身体寒、火、虚的情况都有，于是大夫给她用艾灸神门等心经上的穴位，疏通淤塞的经络，然后用艾灸百会、大椎、安眠等头部的穴位，还有脚底的涌泉，让阳气从下至上上升到头部，改善她的气血供应，同时让她每晚用艾叶煮水泡脚，同时驱寒和补阳。于是，她一个多月就恢复了健康，所有不良的感觉也都消失了。

艾灸甚至可以一个同样的穴位，同时治好不同的病症。有一位男士得了感冒，大夫让他从鼻翼旁的迎香穴开始，沿着鼻梁向上到眉心中的印堂穴，然后再顺着眉毛到太阳穴，在能够容忍的距离用温和灸的方式艾灸。大夫告诉他，鼻子在这个过程不会感觉到热，反而有些凉凉的感觉，这才是灸透了。但这位男士做了两天，不但没有好，反而加重了，打喷嚏流出的鼻涕带血，而且觉得嘴里发干。他担心艾灸没有效果，甚至灸出了问题。大夫判断他之前有鼻炎或者呼吸系统的问题，果然他患鼻炎已经七八年了，时好时坏。大夫嘱咐说这种情况是艾灸有了作用的现象，但没有灸透，所以一定要坚持。还强调一定要注意灸面部的迎香穴、印堂穴和背部的大椎穴、肺俞穴。这个病人按照医生的嘱咐，坚持艾灸了一周的时间，不但感冒好了，连鼻炎也治好了。

对于一些常见的小毛病，大家自己都可以通过艾灸的方式，自行解决难题。

1. 腿软无力

可以用艾灸膝关节的凹陷处（足三里），持续不断地做，就能有很好的效果。

2. 身体虚弱

身体虚弱的人可以艾灸肚脐下方，所谓丹田穴的部位，长期坚持，可以强身健体、预防衰老。

3. 月经不调

艾灸肚脐下 3 寸的关元穴、小腿内踝尖上 3 寸的三阴交穴，可以调理经期，避免经痛。

4. 腰背酸软艾灸背后双手可以在背后触及的部位，可以改善或治愈这种病症。

5. 颈椎不适

艾灸头颈部的风池穴和背部的大椎穴，可以解决颈椎问题引起的肩膀酸痛、头晕手麻等症状。

6. 腹泻

持续用艾灸肚脐两侧的天枢穴，可以迅速止泻。

7. 喷嚏流涕

艾灸鼻翼两侧的迎香穴周围、眉心间的印堂穴和两手虎口间的合谷穴，可以迅速减轻症状。

8. 养生保健

经常艾灸曲池穴、中脘穴、足三里穴、大椎穴、脾俞穴、肾俞穴、阳陵泉穴、三阴交穴等穴位，可以调整身体功能，促进新陈代谢、起到预防保健的作用。

这些艾灸方式简便、易操作，都是我们自己很容易掌握的方法。即使没有受过很专业的训练，也能帮助自己和家人，解决日常生活中的小问题，适用于家庭养生保健。

足浴：改善血液循环，促进新陈代谢

足浴保健疗法是中医足疗方法中的一种，是中医内病外治的方法之一。通过热力、水流、气流、穴位按摩的共同作用，通过水的温热物理作用以及借助药物蒸汽和药液熏洗的药理作用，达到祛风散寒、理气和血、消除疲劳、改善睡眠、增强血液循环、消除亚健康状态、增强人体抵抗力等一系列保健功效。

足浴在中国源远流长，已经有超过三千年的历史，通过人们不断地积累知识、总结经验，已经成为一种很常用、有效的治疗保健方法。“春天洗脚，升阳固脱；夏天洗脚，暑湿可祛；秋天洗脚，肺润肠濡；冬天洗脚，丹田温灼”，这是对足浴保健疗法的归纳总结。

对于浴足，很多古今名人在诗词歌赋中都有描述，有些人更是对足浴身体力行，犹如圣药一般。大文豪苏东坡据称每天晚上用足浴养生，他在诗句中写过：“它人劝我洗足眠，倒床不复闻钟鼓”，而且他更是细致地描述了足浴的功效，“热浴足法，其效初不甚觉，但积累百余日，功用不可量，比之服药，其效百倍”。陆游在诗中写过“洗脚上床真一快，稚孙渐长解浇汤”。擅长膏药疗法“薄贴法”的清朝的吴师机，被人称作中药外治法的祖师，他在著名的《理瀹骈文》也写过“临卧濯足，三阴皆起于足，指寒又从足心入，濯之所以温阴，而却寒也”。晚清名臣曾国藩更是把足浴与读书、早起一并视为人生必做的三件重要大事。近代京城名医施今墨习惯于每天晚上用煮开的花椒水泡脚养生。这一切都说明，足浴在中国养生保健史中有着举足轻重的地位。现在有句俗话说“富人吃药，穷人洗脚”，可见足浴疗法在现代的中国也是一种蔚然成风、普遍适用的保健方法。

足浴保健疗法又分为普通热水足浴疗法和足药浴疗法，前者只需通过水的温热作用刺激足部穴位，促进气血运行、改善新陈代谢、防病保健；后者是指选择适当的药物，把药煎好后兑入温水，然后进行足药浴，通过水温的物理作用和皮肤吸收药物的药理作用，让药的成分通过皮肤渗透进入到人体血液循环系统，最终进入人体各个腑脏来达到治病防病的功效。

虽然中国经过了几千年的政治文化历史变革，但足浴养生至今仍然是人们推崇备至的保健养生方法。“是药三分毒”，很多药品的毒副作用不断被人们了解，尤其当现代人们了解到很多人的疾病是因为抗生素滥用等药源性因素引起时，足浴这一绿色疗法就更因为操作简便、方便舒适、功效显著、没有或很少有副作用而得到人们更多的喜爱，大街上林立的洗脚屋就说明了足浴保健的市场需求，更多的人为了经济、卫生、安全、省事等因素，自行添置了足浴盆、足浴桶、足浴药材等设备，在家里进行自助式的足浴保健，并成为很多人，尤其是中老年人自我保健的重要方式。

现代医学研究证明，四分之三以上的疾病都与人体血液不畅有关。如血脂过高、血液黏稠度过大，就会导致细胞营养不良，人就容易罹患高血压、心脏病、糖尿病、各种硬化、各种溃疡等。而人的脚部是人体经络集中的地方，是足三阴经的起始点和足三阳经的终止点交汇的地方，各个器官在足部都有特定反射区，有 60 多个穴位能够感应出身体各个器官或各个部位的健康状况。通过对足部穴位的刺激，可以对全身的各器官、各系统起到调节作用，增加新陈代谢，更充分地吸收营养，改善身体的健康状况，起到保健作用。

足部反射按摩疗法是中国医学 3000 多年历史流传下来的宝贵遗产，通过对足部各个人体器官对应的反射区或穴位的刺激，增强各器官的功能，增强血液循环系统的作用，调节内分泌，平衡血压高低，对各种心脑血管疾病、心肺功能疾病、退行性疾病，如高血压、心脏病、糖尿病、脑血栓、哮喘、肾病、胃病、风湿、腰腿痛、静脉曲张等均有很好的保健作用和辅助疗效。

“百病从寒起，寒从脚下生”，足浴疗法可以刺激足部各个穴位，帮助人体排出多余的代谢废物，消除疲劳，促使足部血管扩张，血流速度加快，促进血脉运行，调理脏腑，有助于驱寒保暖、安神祛烦、催眠入睡，还能防止脚裂和冻疮。

1. 调整血压

由于高血压患者需要长期服药，药物会对身体的其他器官产生一定的毒副作用，因此采用外治法要优于内服药物。经常用热水泡脚，通过刺激足部穴位，可以改善人体自我调节机能、平衡人体气血、衡气活血，可以有效防治高血压、高血脂、动脉痉挛等疾病。

2. 改善血液循环

水的温热作用可以使足部血管扩张、皮肤温度增高，从而促进足部和全身血液循环。经过测试表明，一个健康的人用 40 多度的温水浸泡双脚 30～40 分钟，全身血液的流量可以增加很多，女性为 10～13 倍，男性为 13～18 倍。因此，足浴可有效防治风湿关节炎、静脉曲张、下肢水肿、麻木、四肢不温及足癣等症状。

3. 促进新陈代谢

足浴通过促进足部及全身血液循环，进而调节内分泌的机能，促使体内各内分泌腺体分泌各种激素，比如甲状腺激素、肾上腺素等，这些激素均能促进新陈代谢，一通百通，就能够有效防止脑血栓和眩晕，同时也能防治夜尿频、便秘等症。

4. 消除疲劳

足浴可以舒筋活血，所以最大的作用就是消除疲劳。

5. 改善睡眠

足浴通过促进足部及全身血液循环，消除足部和体内存积的疲劳物质，让人身体舒缓，从而改善睡眠。6. 延缓衰老足浴还具有养生美容、养脑护脑、疏通经络等一系列保健作用，可以令末梢神经活跃，帮助我们增强记忆、延缓人体衰老。足浴时，大家还要切记以下注意事项。

（1）足浴时，温度不可过高过低，注意温度适中（最佳水温在 40 ~ 45 度），最好让脚逐步适应水温而逐渐加热，尤其是对于肢体残疾或生活不能自理者，更要避免水温过高烫伤皮肤。

（2）足浴的时间不要过长过短，以 30 ~ 40 分钟为宜。时间太短没有效果，太长反而会让人疲劳。应保持水温的大致不变，足够的时间和适宜的水温才能保证发挥药物的最大效力，从而起到治疗的效果。

（3）进行足药浴的同时，如果同时进行捏、搓、按摩等适当的物理刺激，再加上使用带有加热和按摩功能的足浴盆进行足浴，会有更好效果。

（4）饭前、饭后半小时内不宜进行足浴。因为足浴会使足部血管扩张，增加足部的血流量，同时会减少胃肠及内脏血液，抑制胃液分泌，影响胃肠的消化功能，对消化不利。

（5）过敏体质的人应注意防止过敏。某些药物外用足药浴时可能导致起泡，或局部皮肤发红、瘙痒，如果出现上述症状，应停止用药。

（6）有传染性皮肤疾病者，应注意自身传染和交叉传染的可能，尽量在家庭中足浴，家庭成员也最好用自己的浴盆，以防感染或传播疾病。

（7）足浴时，足部及下肢血管扩张，血液下行速度加快，血容量增加，有可能引起头部急性缺血，出现眩晕。如出现上述症状，用冷水洗足可收缩足部血管，让血流充分流向头部，消除头部急性缺血而导致的头晕目眩症状。

（8）有以下病症或状况者，不宜足浴或慎用足浴：严重心脏病、脑溢血未治愈、足部外伤或皮肤烫伤者、出血性疾病、严重血栓、孕妇、对温度失去感应或感应迟钝（应控制好温度，避免烫伤）、小孩（应在成人帮助下使用）等。

耳针：揉揉按按便能无病一身轻

耳部与全身存在一定的生理联系。观察一个小小的耳朵，就能判断全身各个部位的疾病；也能够通过刺激耳朵，来治疗全身各个部位、各个器官的疾病，这种方法就叫“耳针”。耳针疗法是用针刺或针刺、艾灸、按摩、塞药、割治等其他方法刺激耳穴，以防治疾病的一种方法，具有治疗范围广泛、操作简便、见效快等特点。

耳针疗法具有悠久的历史，在中国已有2000余年历史。中国最早的中医理论著作《黄帝内经》里就有记载，其中的《素问·金匮真言论》说：“南方赤色，入通于心，开窍于耳，藏精于心”，《灵枢·五阅五使》说：“耳者，肾之官也”。明朝的王肯堂在《证治准绳》一书中更总结出“凡耳轮红润者生，或黄或黑或青而枯燥者死，薄而白、薄而黑者皆为肾败”。

从晋代开始，历代医学文献介绍用各种方法刺激耳郭、防治疾病，或者通过望、触耳郭诊断疾病的记载，例如用针刺外耳道治胃痛、针刺耳背青筋治湿疹；耳灸治疗黄疸、疫毒、耳聋、口眼歪斜、眼生翳膜、小儿惊痫等；在耳内塞药或磁石治疗耳聋、鼻出血等；吹耳用于溺水、自缢等的急救（现代已经极少使用此法），而且被很多医家沿用至今。但发展较缓慢，截至20世纪50年代中期，耳针在针灸学中始终未形成一种独立疗法。

现代科学研究表明，耳与脏腑器官有密切的生理关系，存在相关性和相对特异性，这为耳针法诊治疾病提供了客观依据。法国医师诺吉尔（PaulNogier）在中国古代针灸的基础上，在1957年提出耳针（英语：Auriculotherapy，法语：Auriculoth é rapie）的治疗方法。他提出耳部反射区的原理和42个耳穴点，认为耳朵类似于婴儿胚胎形状，因此耳朵各个部位对应特定的身体区域。用针刺激特定区域，就能达到治疗的效果。

诺吉尔的论文和耳穴图于1958年被翻译到中国，中医把诺吉尔的耳穴与传统的中国耳针互相筛选、补充，反复验证，最终形成了目前应用的耳穴图。

1. 适应病症

耳针应用广泛，不仅用于治疗许多功能性疾病，而且对器质性疾病也有一定疗效。

（1）止痛。对头痛、偏头痛、三叉神经痛、神经性疼痛（带状疱疹、坐骨神络痛、肋间痛等），外伤性疼痛（扭伤、落枕等），外科手术的术后疼痛，麻醉后引起的手术后遗痛，都有明显的止痛效果。

（2）消炎。对各种急慢性炎症性病症（急性结膜炎、中耳炎、牙周炎、咽喉炎、扁桃体炎、腮腺炎、气管炎、肠炎、盆腔炎、风湿性关节炎、面神经炎、末梢神经炎等），均能够起到消炎止痛的作用。

（3）调整功能性紊乱病症。能够对一些功能紊乱性病症（眩晕、心律不齐、高血压、多汗症、肠功能紊乱、月经不调、遗尿、神经衰弱、癔症等）进行良性调整，缓解病症，促进康复。

（4）抗过敏。对过敏与变态反应性病症（哮喘、过敏性鼻炎、过敏性结肠炎、荨麻疹等），可以帮助别人提高免疫功能，有消炎、脱敏作用。

（5）改善内分泌代谢疾病。对内分泌代谢性病症（甲状腺肿、甲状腺功能亢进、更年期综合征等），可以起到辅助治疗作用，减少药物依赖、改善症状。

（6）改善免疫功能。对部分传染病症（菌痢、疟疾、青年扁平疣等），可以有助于恢复和提高机体的免疫功能，促进治愈疾病、康复身体。

（7）其他。耳针除用于上述病症外，还可用于辅助诊断、耳针麻醉，妇科催产，预防感冒、晕车，预防输血、输液反应。也可用于妇产科方面，如催产、催乳等。还可用于戒烟、减肥，国外还用于戒毒等。

2. 选穴原则

（1）根据病变部位选穴，如胃痛选胃穴、肩痛选肩穴等。

（2）根据中医理论选穴，“肺主皮毛”，所以皮肤病选肺穴；“肝开窍于目”，眼睛红肿选肝穴等。

（3）根据现代医学知识选穴，如月经不调属于内分泌紊乱，所以选内分泌穴等。

（4）根据临床经验选穴，目赤肿痛可用耳尖穴等。

以上方法单用或配合使用均可，力求少而精，一般每次应用 2～3 个穴位。

3. 操作方法

（1）寻找反应点：用探针、火柴头、针柄按压寻找反应点，有压痛即为反应点，此处为针刺的部位。

（2）局部消毒：用酒精消毒，或碘酒消毒 + 酒精脱碘。

（3）针刺：根据需要选用 0.5 寸短柄毫针或用特定之图钉型揿针。进针深度以穿破软骨但不扎穿对侧皮肤为度。用于家庭保健时，多用磁石、绿豆、菜籽、冰片等做压迫刺激。针刺后，大多有局部疼痛或热胀感；个别人有酸、重，甚至有凉、麻、热等感觉沿经络线走，有这些感觉者疗效较好。

（4）疗程：每天一次，或隔天一次，十次一疗程。中断休息几天后，再开始新一疗程。

4. 注意事项

（1）严密消毒，预防感染。如果采用针刺法，必须严密消毒。如果耳郭冻伤或有炎症，禁止针刺。如果针刺后针眼发红，而且感觉耳部胀痛，则可能已经造成轻度感染时，应及时口服消炎药，用2%碘酒涂擦红肿处。

（2）不适于耳针或慎用的人群。有习惯性流产史的孕妇禁用。对年老体弱、高血压、动脉硬化患者，针刺前后应适当休息，注意观察。

（3）预防晕针。也有部分人群使用耳针时发生晕针，需注意预防处理。

（4）活动患部，增加疗效。对扭伤及肢体活动障碍的病人，耳针治疗后，适当活动患部或在患部按摩、加灸等，可以帮助增强治疗效果。